MATTHIAS VETTE | STEFFEN LOHRER

HOLISTIC **HEALING**

MATTHIAS VETTE | STEFFEN LOHRER

HOLISTIC **HEALING**

NEUE WEGE DER
GANZHEITLICHEN
HEILUNG

MOMANDA

Wichtige Hinweise

— Die im Buch veröffentlichten Empfehlungen wurden von Verfassern und Verlag sorgfältig erarbeitet und geprüft. Eine Garantie kann dennoch nicht übernommen werden. Ebenso ist die Haftung der Verfasser bzw. des Verlages und seiner Beauftragten für Personen-, Sach- und Vermögensschäden ausgeschlossen. Die Empfehlungen ersetzen keine ärztliche Konsultation, und deren Anwendung erfolgt auf eigene Verantwortung der Leserinnen und Leser.
— Der Inhalt dieses Buches gibt die Meinungen der Autoren wieder, die nicht unbedingt mit der Ansicht des Verlages und seines Teams übereinstimmen.
— Die Publikation kann Links zu externen Webseiten Dritter enthalten, auf deren Inhalte wir keinen Einfluss haben; für diese fremden Inhalte können wir keine Gewähr übernehmen. Rechtswidrige Inhalte waren zum Zeitpunkt dieser Veröffentlichung nicht erkennbar.
— Auch wenn eine gendergerechte Sprache wünschenswert ist, gibt es aus Sicht des Verlages bisher keine befriedigende, gut lesbare Lösung. Der leichteren Lesbarkeit zuliebe haben wir zumeist von der Doppelung männlicher und weiblicher Formen nach dem Muster »der ... oder die ...«, »er bzw. sie« usw. Abstand genommen. Selbstverständlich liegt es uns fern, dadurch jemanden zu benachteiligen.

www.momandaverlag.de

Lektorat: Ruth Kalmund
Cover: Sladjana Radujkovic
Fotos: Stephanie Künzli (younity GmbH)
Satz&Layout: Birgit-Inga Weber
Gesamtherstellung: Bernhard Keller
Druck: CPI Moravia Books – Printed in the EU
ISBN 978-3-95628-079-5

Inhalt

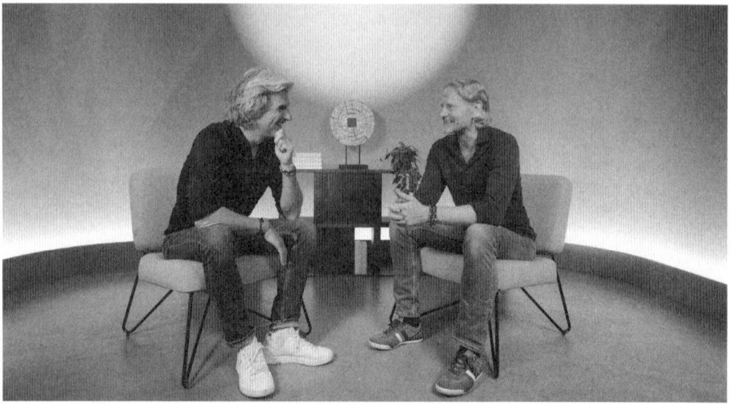

Vorwort

Wie wunderbar, dass du dieses Buch in den Händen hältst und damit entweder bestehende Kenntnisse in ganzheitlicher Heilung vertiefen oder dich zum ersten Mal mit diesem umfassenden Thema auseinandersetzen möchtest. Bist du dir über deine tiefere Motivation bewusst, weshalb du in diese faszinierende Materie eintauchen willst? Wir hoffen aufrichtig, dass du in diesem Buch genau das findest, wonach du suchst, und dass die Erkenntnisse und Methoden, die wir teilen, dein Leben in vielfältiger Weise bereichern werden.

Wenn du beginnst, in dieses Buch einzutauchen, laden wir dich ein, dich mehr von deinem Herzen als von deinem Verstand leiten zu lassen. Das Lesen mit dem Herzen öffnet die Tür zu deinem kreativen Geist, erleichtert das tiefe Verständnis der dargebotenen Konzepte und hilft dir, die für dich relevanten Botschaften herauszufiltern. Es ermöglicht dir auch, das Gelernte sowohl in deinem persönlichen Leben als auch in deiner professionellen Praxis anzuwenden.

Während der Lektüre wirst du wahrscheinlich verstehen, warum wir diesen Ansatz so betonen. Seit über zwei Jahrzehnten widmen wir uns der Aufgabe, Menschen für die ganzheitliche Heilung zu begeistern. Auch wenn es manchmal wie eine große Herausforderung erscheint, gegen das konventionelle, oft sehr eindimensionale Verständnis von Heilung zu bestehen, stellen wir uns nicht gegen etablierte Systeme. Vielmehr ist es unser Ziel, zu inspirieren, Neugierde auf alternative Heilmethoden zu wecken und dich zu ermutigen, selbst aktiv zu werden.

Ganzheitliche Heilung umfasst die mentalen, emotionalen, körperlichen und energetischen Ebenen sowie den Zugang zu einem klaren Bewusstsein. Es ist entscheidend, dass wir lernen, diese Ebenen nicht nur zu erkennen, sondern sie harmonisch in unser Leben zu integrieren. Wir dürfen den menschlichen Körper nicht länger nur als eine Ansammlung von Einzelteilen sehen oder Organe isoliert betrachten. Stattdessen benötigen wir einen ganzheitlichen Blick, der uns ermöglicht, Fragen wie »Was will mir mein Körper damit sagen?« zu stellen und die entsprechenden Antworten zu empfangen.

Indem wir diesen Fragen nachgehen, finden wir den Weg zurück zu unserem wahren Ich. Stellen wir diese Fragen auch anderen Menschen, hoffen wir, deren Interesse zu wecken, sich selbst besser kennenzulernen. Jeder von uns besitzt eine innere Kraft, die wir wiederentdecken und nutzen lernen sollten. Daher laden wir dich ein, dich von den neuen Informationen und Perspektiven in diesem Buch inspirieren und herausfordern zu lassen und auch dazu bereit zu sein, bestehende Überzeugungen zu hinterfragen.

Es geht darum, gemeinsam Heilung in die Welt zu bringen und neue Wege zu beschreiten. Deine Reise beginnt jetzt. Wir sind begeistert, dass du Teil dieser Bewegung bist.

Herzlich willkommen auf diesem spannenden Weg!
Steffen und Matthias

Über die Autoren

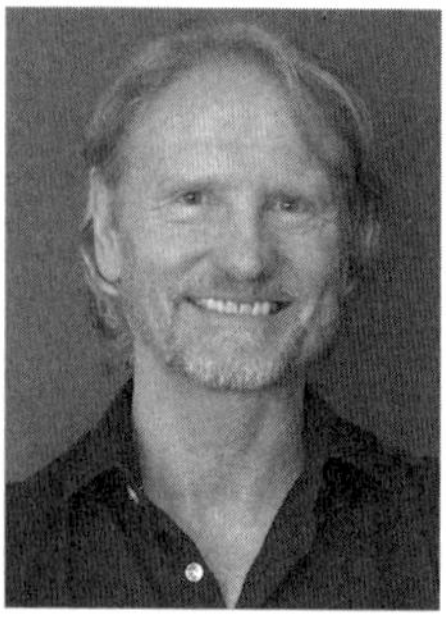

Steffen Lohrer ist als namhafter »Coach für Innere Gelassenheit, Erfolg und Gesundheit« sowie als Therapeut für buddhistische Psychotherapie tätig. Als Heiler wird er von der internationalen Vermittlungsstelle für Heilkundige (IVH) aufgrund seiner zahlreichen Erfolgsfälle bei chronischen und psychischen Krankheiten besonders empfohlen. Aktuell bietet er umfassende Workshops zur Selbstheilung auf allen Ebenen an sowie wöchentlich stattfindende kleine Zoomgruppen und Heilmeditationen, an denen etwa 6000 Menschen regelmäßig teilnehmen. Mit über 25 Jahren Erfahrung in der Heilungsarbeit bringt er die Essenz seiner tiefgreifenden Erkenntnisse und persönlichen Transformationen in dieses Buch ein.

Steffen vermittelt praktisch, wie die Integration von energetischen Grundlagen in den Alltag uns unterstützen kann, dauerhaft mehr inneren Frieden und Gelassenheit zu erleben und gleichzeitig die eigenen Selbstheilungskräfte zu aktivieren. In seinem persönlichen Leben hat er erlebt, wie mit der Zeit alle Illusionen abfielen und ihm die ständige Präsenz von Liebe und Frieden offenbart wurde, unabhängig von äußeren Umständen. Es liegt ihm am Herzen, sein transformatives Wissen darüber, wie wir ein authentisches Leben ohne Leiden führen können, mit anderen Menschen zu teilen. Seine eigene Reise zu innerem Frieden und Glück führte ihn durch mehr als 200 Workshops, Seminare und zahlreiche Begegnungen mit über 50 erwachten Meistern und Lehrern weltweit.

Nach dem Studium zum Wirtschaftsingenieur wurde Steffen ein erfolgreicher Mehrfach-Unternehmer und M&A-Unternehmensberater. Sein Unternehmen Steinbeis Consulting Mergers & Acquisitions GmbH ist auf Unternehmenszukäufe, Kapitalbeschaffung und Unternehmensnachfolgen spezialisiert. Als Business Angel hat er zudem mehrere Start-up-Unternehmen gegründet bzw. finanziert und im Laufe der Jahre zahlreiche Aufsichtsrats-, Verwaltungsrats-, Beirats- und Kuratoriumsmandate innegehabt.

Mit der Steffen Lohrer Stiftung unterstützt er Menschen und Projekte mit ganzheitlichen und alternativen Heilmethoden, darunter berührende Camps für chronisch kranke Kinder, erfolgreiche Burnout-Camps, homöopathische Behandlung für sexuell missbrauchte Frauen, Initiativen für mehr Menschlichkeit in der Medizin sowie Yoga und Meditation in Gefängnissen.

Steffen Lohrers Wirken ist tief von Mitgefühl, Wertschätzung und Liebe geprägt. Durch seine Präsenz wird häufig das Bewusstsein seiner Teilnehmer erhöht; vielen Rückmeldungen zufolge werden deren Selbstheilungskräfte dabei aktiviert. Seine Auswahl der Methoden basiert auf der Verschmelzung von östlichen und westlichen Philosophien, einschließlich Advaita-Vedanta, Yoga, Zen, Buddhismus, Taoismus, Christentum und anderen.

www.lohrer.coach

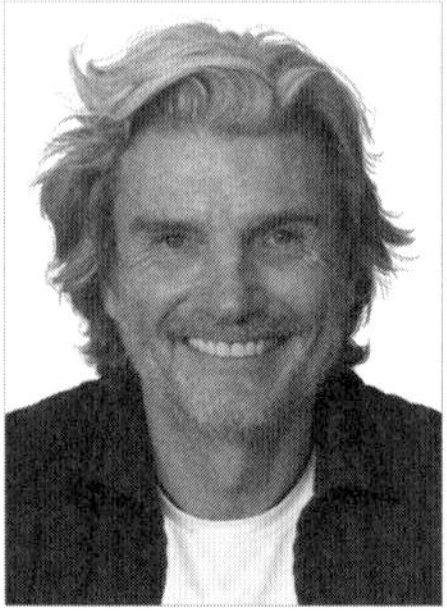

Matthias Vette begann seine Karriere auf den Pfaden eines erfolgsgetriebenen Unternehmers. Von außen betrachtet schien sein Leben auf der Überholspur erstrebenswert, doch innerlich fühlte er sich zunehmend leer und abgeschnitten von seiner wahren Essenz. Der Wendepunkt in seinem Leben trat im Jahr 2002 ein, als er mit der Diagnose einer schweren Krankheit konfrontiert wurde. Dieses Ereignis fungierte als sein persönlicher Weckruf und markierte den Beginn einer tiefgreifenden Transformation.

Matthias begab sich daraufhin auf eine sinnbildliche Weltreise, um die Tiefe des Menschseins und das Wesen von Gesundheit zu erforschen. Über fünf Jahre hinweg absolvierte er nicht nur Ausbildungen im schulmedizinischen Bereich, sondern erweiterte sein Wissen auch um schamanische Praktiken und Techniken der Energiemedizin. Durch diese vielseitige und umfassende Ausbildung gelang es ihm, sich selbst vollständig zu heilen – ein Erfolg, der seine Leidenschaft für die Heilarbeit entflammte und seit 2006 anderen Menschen zugutekommt.

Als zertifizierter Stresstherapeut, Mentaltrainer und Coach widmet Matthias Vette nun seine Mission der Ermächtigung von Menschen. Er lehrt, wie das beste Leben durch die Kraft der Gedanken und die Macht der Emotionen gestaltet werden kann. Die von ihm entwickelte RECONNECT YOURSELF-Methode basiert auf wissenschaftlich fundierten, alltagstauglichen und leicht umsetzbaren Techniken, die jedem zugänglich sind und nachhaltige Veränderungen ermöglichen.

Mehr als 15.000 Menschen haben bereits durch Matthias Vettes Ansatz ihr Leben neu gestaltet, darunter namhafte Persönlichkeiten und Unternehmer. Seine Vision ist es, ein neues Bewusstsein zu schaffen, das durch aktuelle Erkenntnisse aus Epigenetik und Psychoneuroimmunologie gestützt wird. Matthias Vettes Lebensgeschichte und seine Arbeit spiegeln ein tiefes Verständnis für die Verbindung von Körper, Geist und Seele wider und bieten inspirierende Einblicke in die Macht der Selbstheilung und Transformation.

www.matthiasvette.com

Einleitung

Willkommen auf deiner Reise zu ganzheitlicher Heilung und einem Leben voller Fülle und Zufriedenheit! Du stehst am Anfang eines Weges, der von Erkenntnis und tiefem Verstehen geprägt ist. Jeder Schritt, den du gehst, jeder Atemzug, den du nimmst, führt dich näher zu dir selbst und erweckt die unermessliche Selbstheilungskraft, die in dir steckt. Diese Reise ist eine Einladung, über die Grenzen des Bewussten hinauszuschreiten und das wahre Potenzial deines Seins zu erkunden.

In diesem Buch bieten wir einen ganzheitlichen Ansatz zur Heilung, der die Perspektiven und Methoden der Schulmedizin nicht ausschließt, sondern sie als Bestandteil eines umfassenden Systems der Genesung betrachtet. Aber anstatt den Menschen nur als jemanden mit einer Ansammlung von Symptomen zu betrachten und vorschnell zu einer Behandlung mit Medikamenten zu raten, wollen wir an dieser Stelle tiefer blicken. Denn schauen wir nicht genau hin, besteht die Gefahr, dass der Patient ein paar Wochen nach seinem Arztbesuch wieder vor demselben oder einem ganz anderen Problem steht.

Wir möchten, dass du dir andere, tiefgründigere Fragen stellst, die einen ganzheitlichen Ansatz zur Heilung verfolgen. Wir streben danach, das gesamte Spektrum deines Seins zu erkunden. Wir erkennen die Bedeutung des Unterbewusstseins und den Einfluss deiner Gedanken auf deine Gesundheit an und zeigen, wie du durch Bewusstwerdung und Veränderung deiner inneren Einstellungen deine Gesundheit maßgeblich beeinflussen kannst.

Indem wir uns von der rein symptomatischen Behandlung lösen und stattdessen die grundlegenden Ursachen von Unwohlsein und Krankheit betrachten, eröffnen wir einen Weg, der nicht nur zur Linderung von Symptomen, sondern zur wahren Heilung führt. Dank dieses Perspektivenwechsels können wir gemeinsam mit dir einen

Pfad der Heilung beschreiten, der alle Aspekte deines Seins – körperlich, emotional, mental und spirituell – umfasst und integriert.

Wir beginnen mit einer intensiven Betrachtung der Ursachen von Krankheiten, die nicht nur auf der physischen Ebene von Viren oder Bakterien liegen, sondern auch in psychologischen und energetischen Mustern verwurzelt sind. Wir möchten dir zeigen, wie deine Gedanken und Emotionen dein energetisches Feld und letztlich dein Bewusstsein und somit deine Gesundheit beeinflussen.

Die Reise zur Heilung, die wir dir vorstellen, erfolgt schrittweise und auf verschiedenen Ebenen: Zuerst erkunden wir die **mentale Ebene** deiner Gesundheit. Dieser Schritt verdeutlicht die enorme Macht, die unser Denken und unsere innersten Überzeugungen auf unseren körperlichen und seelischen Zustand haben. Wir erforschen diesen Bereich gründlich und unterstützen dabei, nicht nur ein tieferes Selbstverständnis zu entwickeln, sondern auch positiver über uns selbst zu denken und hinderliche sowie unzutreffende Überzeugungen loszulassen.

Auf der **emotionalen Ebene** nehmen wir eine gründliche Betrachtung vor, indem wir uns damit auseinandersetzen, welche Situationen uns aus unserer Mitte bringen und uns emotional herausfordern. Wir erforschen, was uns triggert und wie wir unsere Reaktionen besser verstehen und steuern können, um sicherzustellen, dass sie uns nutzen, statt zu schaden. Diese Phase der Heilungsreise ist entscheidend, denn sie lehrt uns, Autonomie über unsere emotionalen Zustände zu erlangen. Wir erkennen, dass nicht die äußeren Umstände unser Wohlbefinden bestimmen, sondern die Art und Weise, wie wir auf sie reagieren. Indem wir üben, unsere emotionalen Reaktionen bewusster wahrzunehmen, eröffnen wir uns den Weg zu mehr Resilienz und energetischer Klarheit.

Diese Erkenntnisse auf der mentalen und emotionalen Ebene sind eingebettet in die **energetische Ebene** und in die Bewusstseinsebene. Sie ermöglichen es uns, eine gesunde Distanz zu den Herausforderungen des Lebens zu wahren, unsere Reaktionen bewusst zu wählen und dadurch eine stärkende und heilsame energetische Ausstrahlung zu kultivieren.

Schließlich erheben wir uns auf die **Ebene des Bewusstseins,** der umfassendsten aller Ebenen. In diesem Abschnitt des Buches gelangen wir zur Erkenntnis, dass wir untrennbar mit allem verbunden sind und dass wahre Genesung im Bewusstsein beginnt. Es ist dieser letzte Schritt, der eine dauerhafte, innere Heilung ermöglicht.

Durch die Verknüpfung dieser verschiedenen Aspekte bieten wir einen neuartigen, ursprünglichen Ansatz, der alle Ebenen unseres Seins einschließt und damit eine umfassende, ganzheitliche Gesundung anstrebt.

Nachdem wir uns auf die Reise der Selbstheilung und des persönlichen Wachstums begeben haben, öffnet sich ein weiterer, ebenso wichtiger Pfad: die energetische Heilung anderer. Fernheilung unterstreicht die Kraft unserer Gedanken und die Bedeutung der Intention. Sie lehrt uns, dass unsere innere Haltung und unser Wunsch, anderen Gutes zu tun, direkte Auswirkungen auf die physische und energetische Welt haben. Diese Praxis erinnert uns daran, dass Heilung nicht auf physische Interaktionen beschränkt ist, sondern ebenso durch die reine Kraft des Geistes und des Herzens erfolgen kann. Wir erkennen, dass die Liebe und Fürsorge, die wir anderen senden, eine messbare Wirkung hat und zur Heilung beiträgt. Obwohl wir physisch voneinander getrennt sein mögen, ist auf energetischer Ebene alles miteinander verbunden, und gemeinsam können wir in dieser Verbundenheit für das höhere Wohl wirken.

Heilung geschieht im Hier und Jetzt – nicht in der Vergangenheit, die wir nicht ändern können, und nicht in einer Zukunft, die noch nicht existiert. Der Moment, in dem du atmest, in dem du fühlst und lebst, ist der einzige Zeitpunkt, an dem wahre Veränderung stattfindet. Das Loslassen von allem, was uns nicht mehr dient –

seien es Gedanken, Gefühle oder Beziehungen –, ist ein Akt der Befreiung. Innere Gelassenheit entsteht durch ein höheres Bewusstsein und ist nicht abhängig von äußeren Umständen oder anderen Menschen. Es erlaubt uns, leichter zu werden und Platz für Neues zu schaffen. Es ist ein Prozess, der Mut erfordert, denn es bedeutet auch, sich von Teilen unserer Identität zu verabschieden, die wir für unveränderlich hielten.

Die Stärkung unserer Präsenz im Jetzt ist das Fundament, auf dem wir bauen. Es ist die Praxis, in jedem Moment vollständig anwesend zu sein, mit all unseren Sinnen, Gedanken und Gefühlen. Diese Art der Präsenz ermöglicht es uns, das Leben in seiner ganzen Fülle zu erfahren und bewusst Entscheidungen zu treffen, die unser Wohlbefinden fördern.

Die Reise der Heilung ist auch eine Reise der Selbstliebe und des Mitgefühls – für uns selbst und für andere. Es ist die Erkenntnis, dass wir alle miteinander verbunden sind, dass unser Wohlergehen untrennbar mit dem Wohlergehen unserer Mitmenschen und unserer Umwelt verbunden ist.

In der Akzeptanz, dass Heilung ein fortlaufender Prozess ist, liegt große Weisheit. Es gibt kein endgültiges Ziel, kein perfektes Stadium des Seins. Jeder Tag bietet neue Gelegenheiten zum Wachsen, zum Lernen und zum Heilen. Wir sind nie fertig; wir entfalten uns ständig neu.

Wir laden dich ein, diese Reise mit Offenheit und Neugier zu beginnen. Lass dich von den Geschichten, Praktiken und Erkenntnissen in diesem Buch inspirieren. Erinnere dich daran, dass du der Schöpfer deines Lebens bist und dass in dir eine unendliche Quelle von Kraft, Weisheit und Liebe ruht. Gemeinsam treten wir diesen Weg an – einen Weg, der uns durch die Tiefen unseres Seins führt und uns lehrt, in jedem Moment das Wunder des Lebens zu erkennen und zu schätzen. Die Heilung geht weiter, und sie beginnt mit dir.

Zur energetischen Unterstützung bei der Lektüre dieses Buches lädt dich Steffen Lohrer zur wöchentlichen **Heilmeditation** mittwochs und sonntags ein!

Zum Zeitpunkt der Erstauflage dieses Buches zählen wir rund 6000 Meditierende, und die Gruppe wächst von Tag zu Tag. Jede Woche erreichen uns berührende Rückmeldungen der Teilnehmer und Teilnehmerinnen. Neben vielen positiven Effekten bezüglich Heilung von Körper, Geist und Seele hat diese Meditation auch Einfluss auf das kollektive Bewusstsein. Inzwischen belegen einige wissenschaftliche Studien, dass eine Gruppenmeditation sehr positive Auswirkungen auf das Umfeld hat.

In der gemeinsamen Heilmeditation, die jeden Mittwoch und jeden Sonntag nur 15 Minuten lang durchgeführt wird, bauen alle Teilnehmer mit vereinten Gedanken eine große energetische Kraft von Liebe und Mitgefühl auf, die in den Meditations-Sessions auch an alle anderen Menschen und Lebewesen ausgestrahlt wird.

Information und Anmeldung:
www.lohrer-coaching.de/heilmeditation

SCAN ME

KAPITEL 1

GRUNDLAGEN DER SELBSTHEILUNG UND GANZHEITLICHEN HEILUNG

Auf dem Weg zur Genesung begegnen Menschen verschiedenen Herausforderungen und müssen oft experimentieren, um herauszufinden, welcher Ansatz wirksam ist. Es ist wichtig, trotz Rückschlägen den Mut nicht zu verlieren, da jeder Versuch wertvolle Erkenntnisse bringen und dem Fortschritt dienen kann. Heilung, die nachhaltig wirken soll, muss auf allen Ebenen stattfinden. Dies umschließt eine ganzheitliche, dauerhafte Gesundung auf mentaler, emotionaler, physischer, energetischer und bewusstseinsmäßiger Ebene. Heilung wird als ein allumfassender Prozess verstanden, der tiefer geht als die bloße Behandlung von Symptomen und stattdessen nach den Wurzeln der Probleme sucht.

Im Gegensatz zur Schulmedizin, die häufig noch auf dem Maschinenmodell – das heißt einem mechanistischen Weltbild – von Descartes basiert, nimmt die ganzheitliche Medizin den Menschen auf allen Ebenen in den Blick. Sie betrachtet das gesamte Bild, nicht nur die einzelnen »Bestandteile«, aus denen der Körper besteht.

Über die materialistische Ebene hinaus setzen wir uns mit unterschiedlichen Aspekten der Gesundheit auseinander, um langfristige Heilung zu erzielen. Statt den Menschen als zusammengesetzten Apparat zu verstehen, möchten wir einen achtsamen Blick auf alle Ebenen richten. Diese allumfassende Betrachtung ist in der heutigen Zeit und in unseren Kulturkreisen weitestgehend verloren gegangen.

Durch eine solche integrative Herangehensweise wird der Einzelne nicht nur als Patient mit einer Krankheit gesehen, sondern als ein ganzes Wesen mit körperlichen, geistigen und seelischen Bedürfnissen. Wir erkennen, dass Umwelt, Lebensstil und soziale Faktoren eine entscheidende Rolle im Heilungsgeschehen spielen und dass die emotionale und spirituelle Unterstützung genauso wichtig ist wie die physische Behandlung. So fördern wir nicht nur die Genesung, sondern unterstützen auch die persönliche Entwicklung und das Wohlbefinden auf einer tieferen Ebene, womit wir den Grundstein für dauerhafte Gesundheit und Vitalität legen.

In der industrialisierten Welt blickt die Medizin einseitig auf die materialistischen Aspekte des Menschen. Der Körper wird nach Mechanismen und Funktionsweisen kategorisiert und schlussendlich nach Symptomen abgeklopft. Wer kennt es nicht: das Abklopfen im Brust- und Rückenbereich, wenn man beim Arzt sitzt. Im Sinne des Maschinenmodells von Descartes werden die einzelnen Segmente des Menschen unter die Lupe genommen. Drehen wir also an diesem Rädchen hier im Kniegelenk, wird dadurch der gesamte Bewegungsapparat positiv beeinflusst und wir erhalten eine Besserung der Situation, weil die Schmerzen beim Gehen gelindert sind.

Wir werden an dieser Stelle jedoch auch festhalten müssen, dass die Heilung oft zeitlich begrenzt ist. Schon nach kurzer Zeit tauchen entweder dieselben Symptome wieder auf oder es meldet sich eine andere Stelle im Körper mit neuen Symptomen, die es zu behandeln gilt.

Die westliche, herkömmliche Schulmedizin verschreibt sich in aller Regel dem Prinzip von Ursache und Wirkung. Der Fokus liegt hierbei hauptsächlich auf den Symptomen, die sodann nach einer schematischen Arbeitsweise, anhand eines Rasters abgearbeitet werden. Wir haken die Befindlichkeiten des Menschen auf einer Liste ab. Die Frage nach den Ursachen oder die Erkenntnis, dass Krankheiten ihren Ursprung auf mehreren Ebenen, beispielsweise auf mentaler, emotionaler und – damit verbunden – auf energetischer Ebene haben können, wird weitgehend ausgeblendet. Krankheiten werden hier auf rein mechanischer Ebene behandelt, stur nach Rastern, Definitionen und den damit verbundenen Handlungsdirektiven.

Auf der Suche nach den Ursachen für die Symptome werden wir jedoch nicht um die Feststellung herumkommen, dass dieser einseitige Ansatz oft nicht ausreicht. Die Frage, was dahintersteckt, führt uns letztlich dazu, die verschiedenen Ebenen zu durchleuchten. Diese benötigen Beachtung und Achtsamkeit. Tiefgehende, dauerhafte Heilung findet nur auf allen Ebenen statt. Mit der notwendigen Fürsorge wenden wir uns dem Ganzen zu und fragen nach der körperlichen, mentalen, emotionalen, energetischen Ebene und der Bewusstseinsebene.

Ein zentrales Prinzip auf dem Weg der Transformation und der nachhaltigen, ganzheitlichen Heilung ist die Kommunikation.

Ohne das Aussprechen von Gedanken, das Teilen von Gefühlen, das Öffnen des Herzens und das Gespräch mit sich selbst und anderen ist es oft nicht möglich, Heilung auf allen Ebenen zu erfahren. Diese Kommunikationsformen sind vergleichbar mit dem Navigieren in einer unbekannten Welt ohne Orientierung, ohne Landkarte oder grundlegende Richtungsanweisungen. Man müsste jeden noch so kleinen Stein umdrehen und jedes Staubkorn untersuchen, um die Hindernisse auf dem Weg zu einem erfüllten und gesunden Leben zu identifizieren. Ohne offene Kommunikation kann der Weg zur Heilung unnötig verlängert und erschwert werden, was nicht selten zu weiteren Symptomen und Krankheiten führt, die zuvor nicht existierten.

Kommunikation ist bei der Heilung unerlässlich. Sie ermöglicht es uns, den Ursachen von Disharmonien und Krankheiten auf den Grund zu gehen. Indem wir uns offen mitteilen, können wir oft einen längeren Weg des Leidens vermeiden und so direkter zur Lösung gelangen. Darüber hinaus kann uns das Teilen unserer tiefsten Gedanken und Gefühle eine kathartische Erfahrung schenken, die allein schon therapeutisch wirken kann.

Indem wir uns kritische Fragen stellen – wer wir sind, wie unsere Herkunft und unsere Vergangenheit uns geprägt haben, wo und wann unser Leben aus dem Gleichgewicht geraten ist – und nach den tieferen Gründen für unsere Lebensumstände suchen, leiten wir eine Transformation ein. Diese Selbstreflexion kann den Weg zu innerer Gelassenheit und zum Frieden bahnen, indem sie uns ermöglicht, bewusster zu leben und Entscheidungen zu treffen, die unser Wohlbefinden grundlegend verbessern.

> *»Die wirkliche Entdeckungsreise besteht nicht darin,*
> *neue Landschaften zu erforschen, sondern darin,*
> *Altes mit neuen Augen zu sehen.«*
>
> *Marcel Proust*

Studien belegen, dass Menschen selbst solche Krankheiten überstehen können, die als unheilbar gelten, und dass Spontanheilungen durchaus vorkommen.[1] Solche Heilungen sind belegt, doch mit dem herkömmlichen Modell der Schulmedizin lassen sie sich oft schwer erklären.

In der klassischen Schulmedizin, wo ein Arzt wegen des gängigen Gesundheitssystems oft nur wenige Minuten Zeit in seine Patienten investieren kann, ist es natürlich schwierig, tiefergehende Untersuchungen durchzuführen, um die Ursachen von Krankheiten zu ergründen. Die kurze Zeit reicht meist nur aus, um Symptome zu betrachten und eine medikamentöse Behandlung zu verschreiben, ohne die eigentlichen Ursachen des Unwohlseins zu hinterfragen.

Eine Grenze der Schulmedizin zeigt sich eben in der eingeschränkten Kommunikation und in der Zurückhaltung, verborgene Zusammenhänge und Verbindungen zwischen verschiedenen Ebenen zu erforschen. In speziellen Retreats für chronisch Kranke, die wir organisiert haben und in denen Ärzte, Psychologen, Heilpraktiker und Heiler zusammenarbeiten und sich die nötige Zeit für ihre von der Schulmedizin »austherapierten« Patienten nehmen, kommen hingegen ganz andere Ergebnisse zustande. Die intensive Fürsorge und Achtsamkeit, die den Teilnehmenden entgegengebracht wird, hat dazu geführt, dass selbst vermeintlich unheilbare Krankheiten wie Epilepsie oder Diabetes geheilt werden konnten.

Diese Heilungen, sei es die Reduzierung von ADHS-Symptomen oder eine dramatische Verbesserung der Sehschärfe, mögen mit herkömmlicher Schulmedizin nicht erklärbar sein, doch die Ergebnisse, die durch ganzheitliche Ansätze erzielt worden sind, sind unbestreitbar.

Die Stärke der ganzheitlichen Medizin und der damit einhergehenden Heilungsmethoden liegt in der Erkenntnis, dass alle Bestandteile unseres Körpers materiell und energetisch miteinander vernetzt sind. Streben wir ganzheitliche Heilung an, dann ist es essenziell, dass wir uns für neue Ansätze öffnen und von gewohnten Verhaltensmustern ablassen, beispielsweise vom reflexartigen Griff zur Schmerztablette. Ganzheitliche Heilung bietet uns die Gelegenheit, unsere Perspektive zu ändern und den Körper in seiner

Gesamtheit zu betrachten – nicht bloß als eine Ansammlung von Organen und Einzelteilen, sondern als ein komplexes, ineinandergreifendes System.

Aus dieser Betrachtungsweise ergibt sich ein veränderter Umgang mit uns selbst, der uns dazu befähigt, die umfassenden Verbindungen zwischen Gedanken, Emotionen und körperlichen Reaktionen zu verstehen. Dies ist ein zentraler Aspekt in der Psychoneuroimmunologie. Die entscheidende Frage lautet daher: Welche Gedanken und Emotionen in uns lösen körperliche Reaktionen aus?

Der Perspektivwechsel in der ganzheitlichen Medizin umfasst, dass körperliche Symptome nicht mehr einfach als Krankheiten gesehen werden, die behandelt werden müssen. Stattdessen betrachten wir diese Symptome als Botschaften unserer Seele an uns selbst. Uns wird mitgeteilt, welche Themen in uns noch nicht gelöst sind, was über das körperliche Symptom nach außen dringt.

In den 1990er-Jahren hat die amerikanische Neurowissenschaftlerin Candace Pert in ihrem bahnbrechenden Buch *»Moleküle der Gefühle: Körper, Geist und Emotionen«* erörtert, wie Gedanken die Hirn-Blut-Schranke überwinden und Informationen an die Zellen im Körper übertragen. Pert argumentiert in ihrem Werk, dass Emotionen eine biochemische Grundlage haben und durch Neuropeptide und ihre Rezeptoren vermittelt werden. Diese biochemischen Vermittler fungieren als eine Art Brücke zwischen Körper und Geist und beeinflussen sowohl unsere emotionalen als auch unsere körperlichen Zustände.

Pert beschreibt, wie Emotionen im Körper als Hilferufe der Seele manifestiert werden, die wir als deutliche Signale wahrnehmen sollten. Durch das Verständnis dieser Zusammenhänge sind wir in der Lage, gezielt auf unsere inneren Themen einzugehen. Wenn wir aufmerksam werden, genau hinsehen und unsere Emotionen sowie Bedürfnisse mehr ausleben, können sich bestehende Blockaden lösen. Dies führt dazu, dass wir wieder stärker fühlen, sich unser Organismus bewegt, in Fluss kommt und der Weg zur Heilung geebnet wird. Ungelebte Emotionen hingegen, die sich nicht frei entfalten können, blockieren diesen Fluss und manifestieren sich oft in Form von körperlichen Symptomen.

Das Verständnis für die Verbindung zwischen Körper und Geist, zwischen unseren Gefühlen und den daraus resultierenden körperlichen Symptomen erschließt sich uns erst durch eine ganzheitliche Betrachtung des Menschen. Pert unterstreicht die Bedeutung der Wechselwirkungen zwischen unseren emotionalen Zuständen und unserer körperlichen Gesundheit und betont nachdrücklich, dass der Geist und der Körper untrennbar miteinander verbunden sind. Ihr Werk zeigt auf, dass nur durch eine ganzheitliche Betrachtung von Körper, Geist und Emotionen ein besseres Verständnis und eine effektivere Heilung möglich sind.

Candace Pert ermutigt uns, die traditionelle Auffassung von Gesundheit und Krankheit zu hinterfragen, und bietet einen wissenschaftlich fundierten Rahmen, um zu verstehen, wie tiefgreifend unsere Emotionen unsere Gesundheit beeinflussen können. Ihre Forschungen liefern entscheidende Erkenntnisse darüber, wie durch die bewusste Pflege unserer emotionalen Welt nicht nur unser seelisches, sondern auch unser physisches Wohlbefinden verbessert werden kann. Ihr Ansatz macht uns auf alternative medizinische Sichtweisen aufmerksam, in denen die Behandlung des Menschen als untrennbares Ganzes im Vordergrund steht und in denen die Förderung des emotionalen Gleichgewichts als Schlüssel zur Heilung angesehen wird.

In verschiedenen Kulturkreisen weltweit wird Medizin auf eine Weise praktiziert, die sich stark von der westlichen Medizin unterscheidet. Besonders in asiatischen Ländern wie China, Japan und Indien wird ein ganzheitlicher Ansatz verfolgt, der über die rein körperliche Behandlung hinausgeht und alle Ebenen des menschlichen Seins berücksichtigt. In diesen Kulturen wird Gesundheit nicht als bloßes Fehlen von Krankheit angesehen, sondern als ein Zustand umfassenden Wohlbefindens, das körperliche, emotionale und spirituelle Aspekte miteinbezieht.

In China ist die **Traditionelle Chinesische Medizin (TCM)** mit ihren vielfältigen Praktiken wie Akupunktur, Kräutermedizin und Qigong fest in das Gesundheitssystem integriert. Diese Methoden bieten nicht nur ergänzende Behandlungsformen neben der westlichen Medizin, sondern zugleich einen eigenständigen Ansatz, der darauf abzielt, die verschiedenen Ebenen der menschlichen Gesundheit anzusprechen. Das Zentrum dieser Praktiken bildet die Regulation und Harmonisierung der Lebensenergie Qi, die als fundamentale Kraft hinter allen Lebensprozessen betrachtet wird. Durch gezieltes Einwirken auf das energetische System des Körpers strebt die TCM danach, das Gleichgewicht wiederherzustellen und somit die Grundlage für Gesundheit und Wohlbefinden zu schaffen.

Ähnlich gestaltet sich die Herangehensweise in Japan mit der **Kampo-Medizin,** einer traditionellen Arzneipflanzenmedizin, die ebenfalls oft in Kombination mit westlichen medizinischen Techniken angewendet wird. Kampo basiert auf den Prinzipien der Balance und Harmonie innerhalb des Körpers und bezieht sich, ähnlich wie die TCM, auf die energetische Ebene des Seins. Neben der Verwendung von Heilkräutern umfassen die Kampo-Praktiken auch Methoden, die darauf abzielen, den Energiefluss im Körper zu verbessern und das energetische Gleichgewicht zu fördern. Diese ganzheitlichen Ansätze erkennen an, dass echte Gesundheit mehr ist als die bloße Abwesenheit von Krankheit, und betonen die Bedeutung der energetischen Balance für das allgemeine Wohlbefinden.

Indien wiederum bringt seinen eigenen reichen Schatz an traditionellen Heilmethoden durch das jahrtausendealte **Ayurveda-**

System ein, das eine ganzheitliche Betrachtung des Menschen vornimmt und sowohl physische als auch geistige Gesundheit durch natürliche Heilkräuter, Diät, Meditation und körperliche Übungen wie Yoga fördert. Ayurveda zielt darauf ab, das Gleichgewicht zwischen den drei Doshas (Konstitutionstypen) Vata, Pitta und Kapha herzustellen, was für die Erhaltung von Gesundheit und die Prävention von Krankheiten als entscheidend angesehen wird.

Diese traditionellen Gesundheitssysteme aus China, Japan und Indien bieten nicht nur alternative Behandlungsmethoden, sondern auch tiefere Einblicke in die komplexen Wechselwirkungen zwischen Körper, Geist und Umwelt. Sie lehren uns, dass eine wahrhaft heilende Praxis jene ist, die die menschliche Person in ihrer Gesamtheit erfasst und behandelt, wodurch ein harmonisches Zusammenspiel aller Lebensaspekte gefördert wird.

In Indien wird Ayurveda, mit seiner ganzheitlichen Betrachtung des Menschen, parallel zur Schulmedizin praktiziert. Ayurveda basiert auf der Idee, dass Gesundheit und Wohlbefinden aus der Balance zwischen Körper, Geist und Seele resultieren. Die Lehren des Ayurveda zielen darauf, nicht nur physische, sondern auch psychische und spirituelle Aspekte der Gesundheit zu behandeln. Dabei wird die individuelle Konstitution eines jeden Menschen berücksichtigt. Ayurveda ist besonders wirksam in der Behandlung von chronischen Krankheiten, bei denen konventionelle Medizin oft an ihre Grenzen stößt, und spielt eine wichtige Rolle in der Prävention sowie in der Rehabilitation.

Durch die Integration von Ernährungsempfehlungen, pflanzlichen Präparaten, Körperübungen und meditativen Praktiken fördert Ayurveda die Selbstheilungskräfte des Körpers und strebt eine harmonische Balance der Lebensenergien an, was die energetische Ebene des Seins direkt anspricht und nährt.

Diese Beispiele zeigen, wie in anderen Kulturkreisen ein Verständnis dafür besteht, dass Gesundheit und Heilung nicht nur physische, sondern auch geistige, emotionale und energetische Aspekte umfassen. Durch die Integration traditioneller Heilmethoden mit moderner Medizin bieten diese Kulturen einen umfassenderen, auf das Wohl des gesamten Menschen ausgerichteten Ansatz.

Aber auch in der westlichen Welt gibt es etablierte Praktiken, die eine ganzheitliche Betrachtung des Menschen fördern und von vielen Menschen in Anspruch genommen werden. Ein prominentes Beispiel ist die **Homöopathie,** eine auf den Prinzipien von Samuel Hahnemann basierende Heilmethode. Diese Heilpraxis beachtet nicht nur die körperlichen Symptome, sondern nimmt auch die Persönlichkeit, Emotionen und den geistigen Zustand des Patienten in den Fokus.

Homöopathische Mittel werden individuell auf den Patienten abgestimmt, um die Selbstheilungskräfte des Körpers zu aktivieren und zu stärken. Die Auswahl eines homöopathischen Mittels beruht auf einer intensiven Anamnese, damit der Therapeut ein umfassendes Verständnis des Patienten und seiner Beschwerden erlangt. So gelingt es Homöopathen, das Mittel zu finden, das am besten zur Gesamtheit der Symptome und zur Konstitution des Patienten passt.

Diese individuelle Herangehensweise berücksichtigt eine Vielzahl von Faktoren, einschließlich der physischen Beschaffenheit, der emotionalen Neigungen und der Lebensgeschichte des Patienten, wodurch eine sehr persönliche Behandlung möglich wird. Auf diese Weise unterstützt die Homöopathie nicht nur die körperliche Heilung, sondern fördert auch ein besseres emotionales und geistiges Wohlbefinden.

Die Homöopathie, oft als sanfte Heilkunst beschrieben, arbeitet darauf hin, die Lebenskraft des Patienten zu harmonisieren und das natürliche Gleichgewicht wiederherzustellen. Diese Methode unterstreicht den Glauben, dass der Körper von Natur aus bestrebt ist, sich selbst zu heilen, und dass die richtige Anregung dieser Selbstheilungskräfte zu dauerhafter Gesundheit führen kann.

> *»Die Kraft, die den Körper erschaffen hat, ist auch fähig, den Körper zu heilen.«*
>
> *Dr. Joe Dispenza*

In erster Linie müssen wir erkennen, dass wir **in uns selbst einen Heilungsmechanismus** tragen. Schneiden wir uns mit einem Messer, so können wir beobachten, wie sich die Wunde nach einer Weile von selbst wieder verschließt. Wir sind in der Lage, diese natürlichen Mechanismen zu nutzen und die Selbstheilung in uns zu aktivieren. Wir haben die Kraft, uns selbst zu ermächtigen und uns von den vorgegebenen Diagnosen der Schulmedizin zu lösen. Indem wir unseren inneren Selbstheiler aktivieren, gewinnen wir die Kontrolle zurück. Wir treten in Kontakt mit unserem höheren Selbst und ermöglichen langfristige und ganzheitliche Genesung. Die höhere Intelligenz, die Heilungsprozesse leiten kann, steht uns jederzeit zur Verfügung. Das Ziel der ganzheitlichen Heilung liegt darin, den in uns schlummernden Selbstheiler zu wecken, zu stärken und dauerhaft zu erhalten. Zudem ist unser wahres Selbst von Natur aus unbegrenzt und war im Kern immer gesund und heil.

In Situationen, in denen wir uns ausschließlich auf die klassische Schulmedizin verlassen, besteht die Gefahr, dass sich die Diagnose einer schweren Krankheit tief in unserem Unterbewusstsein verankert, besonders wenn wir das Gefühl haben, unsere Eigenverantwortung zu verlieren. Viele Patienten neigen dazu, fest an eine Diagnose zu glauben, wenn sie von einer anerkannten Autorität übermittelt wird. Das erschwert es sehr, aus dieser festgefahrenen emotionalen Haltung herauszukommen, besonders im Sinne einer ganzheitlichen Heilung, die über die mechanische Ebene hinausgeht. Dadurch verlieren diese Patienten die Kraft, sich auf den Selbstheiler zu besinnen, und die Chance auf Heilung sinkt.

Etliche Studien haben nachgewiesen, dass eine **positive Einstellung** eine direkte Auswirkung auf den Krankheitsverlauf und die Heilungsmöglichkeiten hat. Optimistische Menschen werden weniger krank, und wenn sie es doch werden, bewältigen sie den Heilungsprozess schneller.[2] Eine Befragung von Krebspatienten hat gezeigt: Patienten der Gruppe A, die sich ein positives Mindset erhalten haben, hatten im Vergleich zur Testgruppe B mit einer nüchternen oder gar pessimistischen Haltung eine 40 Prozent höhere Überlebensrate.

Ähnliche Befunde können wir aus der sogenannten Nonnenstudie ziehen, einer faszinierenden, umfangreichen Forschungsarbeit, die in einem Kloster durchgeführt wurde. Nonnen wurden hinsichtlich ihrer Haltung, inneren Einstellung zum Leben und ihres allgemeinen Zustands befragt.[3] Ein großer Vorteil des Klosters als Studienort war die Tatsache, dass die Umgebungsbedingungen für alle Teilnehmerinnen identisch waren: das Essen, die täglichen Routinen, die umgebenden Menschen und die allgemeinen Lebensumstände. Diese Konstanz der Bedingungen schuf ideale Voraussetzungen, um tiefergehende Erkenntnisse anzustreben. Dieser kontrollierte Rahmen ermöglichte es den Forschern, die Auswirkungen der inneren Einstellung auf die Gesundheit und Lebensdauer präzise zu messen, ohne dass externe Variablen die Resultate verzerren konnten.

Die Ergebnisse dieser langfristig angelegten Studie waren bemerkenswert. Sie zeigten, dass jene Nonnen, die eine optimistische, dankbare Lebenseinstellung hatten, im Durchschnitt acht Jahre länger lebten als ihre pessimistisch gestimmten Mitschwestern mit ihrer defizitären Sichtweise auf das Leben. Dieser Befund unterstützt die These, dass eine positive Grundeinstellung nicht nur zu einer geringeren Krankheitsanfälligkeit führen kann, sondern im Krankheitsfall auch eine schnellere Heilung bewirken kann. Es lässt vermuten, dass die psychische und emotionale Verfassung einen direkten und messbaren Einfluss auf die physische Gesundheit hat.

Diese Studie unterstreicht die Bedeutung der psychischen Gesundheit als essenziellen Bestandteil des allgemeinen Wohlbefindens und der Lebenserwartung. Sie wirft ein Licht darauf, wie stark unsere Gedanken und Gefühle unsere biologischen Funktionen beeinflussen können.

Eine weitere Studie belegt, dass **glückliche Beziehungen** die Gesundheit fördern.[4] Wenn wir uns in einem Umfeld bewegen, in dem wir uns wohlfühlen, geliebt werden, von Freunden umgeben sind, die uns wirklich sehen; wenn wir von Menschen geschätzt werden, so wie wir sind, ohne uns verbiegen und verändern zu müssen; wenn wir einen Partner haben, der sich um uns kümmert; wenn wir in Liebe sind, unser Herz weit geöffnet ist, dann hat dies einen direkten und signifikanten Einfluss auf die Geschwindigkeit der Gesundung.

Andere Untersuchungen zeigen, dass **Dankbarkeit** im Genesungsprozess ebenfalls besonders wichtig ist.[5] Heilung ist letztendlich auch eine Frage des Fokus. Es ist erwiesenermaßen gesünder, die eigene Aufmerksamkeit auf das zu richten, was wir bereits besitzen und was positiv ist, anstatt sich auf Defizite und Negatives zu konzentrieren. Indem wir es schaffen, unseren Blick auf das Gute zu lenken und Dankbarkeit zu praktizieren, fördern wir unsere innere Gelassenheit; sie ist nicht nur ein Zustand der Ruhe, sondern auch ein Wegbereiter für Heilung und Wohlbefinden.

Ebenfalls zeigt sich in besagten Studien, dass Menschen, die beispielsweise an Depressionen erkrankt sind, mit einem **Dankbarkeitstagebuch** schneller gesundeten (Hinweis auf ein Dankbarkeitstagebuch siehe auch gegen Ende von Kapitel 6). Der Fokus macht hierbei den Unterschied, obwohl die sonstige Behandlung und Medikation für alle Testpersonen gleich waren.

Die Forschung belegt außerdem, dass das **Vorhandensein eines Lebenssinns** entscheidend zur Gesundheit beiträgt.[6] Während wir Tätigkeiten nachgehen und Handlungen vollziehen, die aus tiefstem Herzen kommen und sowohl uns selbst als auch andere Menschen bereichern, schöpfen wir eine besondere Energie; sie hat eine nachweislich positive Auswirkung auf unsere Gesundheit.

Tätigkeiten, die mit Leidenschaft und Hingabe ausgeführt werden, verleihen uns nicht nur ein Gefühl der Erfüllung, sondern auch der Zufriedenheit und des Glücks. Diese emotionalen Zustände beeinflussen direkt unser körperliches Wohlbefinden. Sie können Stress reduzieren, das Immunsystem stärken und zur Verbesserung unserer allgemeinen Gesundheit beitragen. Ein Leben, das von solchen sinnstiftenden Aktivitäten geprägt ist, ermöglicht nicht nur persönliche Erfüllung, sondern verbessert auch messbar die Lebensqualität durch eine bessere Gesundheit und ein stärkeres Wohlbefinden.

Darüber hinaus hat ein sinnvolles Leben oft eine tiefere soziale Komponente. Indem wir unsere Leidenschaften teilen und das Leben anderer Menschen bereichern, schaffen wir Verbindungen und stärken unsere sozialen Netzwerke. Solche zwischenmenschlichen Beziehungen sind essenziell für unsere emotionale und psychische Gesundheit. Die Interaktion mit anderen fördert ein Gefühl der Zugehörigkeit und kann uns helfen, Gefühle von Isolation und Einsamkeit zu überwinden, was wiederum unsere mentale Gesundheit positiv fördert.

Wenn wir ein Leben führen, das tief mit unseren Werten und Überzeugungen verbunden ist, stärken wir unser soziales Umfeld und fördern darüber hinaus unsere eigene Gesundheit auf vielfältige Weise. Das Verfolgen von Zielen, die uns wichtig sind und die einen positiven Einfluss auf andere haben, erzeugt eine Form von innerer Zufriedenheit, die nur schwer auf andere Weise zu erreichen ist. Solch ein sinnerfülltes Leben ist also nicht nur eine Quelle der Freude und des Glücks, sondern zugleich ein Schlüssel zur Erhaltung der Gesundheit und Vitalität.

Die meisten Studien zeigen einhellig, dass Heilung durchweg in einem entspannten Zustand entsteht und ein großer Baustein für lang anhaltende Gesundheit ist. Die Kämpfe, die wir gegen Situationen, gegen Menschen in unserem Umfeld und gegen Krankheiten führen, entziehen uns oft wertvolle Ressourcen, die für die Selbstheilung notwendig wären. Daher ist es von großer Bedeutung, sich **Entspannungsmethoden** wie die Meditation zu erschließen, um Ruhe zu finden, die wiederum die Aktivierung des inneren Heilers fördert.

Gerade durch regelmäßige **Meditation,** selbst wenn es täglich nur einige Minuten sind, erreichen wir eine innere Gelassenheit, von der sowohl unser Körper als auch unsere Seele profitieren. Diese Gelassenheit schafft die Grundlage für eine Heilung auf allen Ebenen und ermöglicht es uns, unser volles Heilungspotenzial zu entfalten.

»Es kommt darauf an, den Körper mit der Seele und die Seele mit dem Körper zu heilen.«

Oscar Wilde

Alle Studien können in einem gemeinsamen Kontext verstanden werden. Für eine umfassende Heilung, die uns auf allen Ebenen erreicht, ist es entscheidend, in körperlicher, mentaler, emotionaler, energetischer und bewusstseinsmäßiger Hinsicht tiefgreifend zu wirken.

Auf körperlicher Ebene spielt der Lebensstil eine wesentliche Rolle, der sich durch Ernährung und Bewegung positiv beeinflussen lässt.

Mental ist es wichtig, optimistisch zu bleiben und aktiv an den inneren Glaubenssätzen zu arbeiten, um eine positive Einstellung zum Leben zu bewahren.

Auch die emotionale Ebene darf nicht vernachlässigt werden: Dankbarkeit, Gelassenheit und die Fähigkeit zur Entspannung sind ausschlaggebend für unsere Gesundheit.

Forschungen haben gezeigt, dass Gesundheit und Heilung vor allem über die energetische Ebene und im Bewusstsein zu finden sind. Indem wir herausfinden, wer oder was wir wirklich sind, erreichen wir inneren Frieden und Gelassenheit.

Viele Menschen, die auf dem Weg der Genesung sind, begegnen einer Vielfalt von Herausforderungen und Rückschlägen. Der Heilungsprozess verläuft selten linear und kann auf unterschiedlichen Ebenen – physisch, emotional und spirituell – stattfinden. Oft ist es nicht sofort ersichtlich, auf welcher dieser Ebenen der Schlüssel zur Überwindung einer Krankheit liegt. Daher ist es manchmal notwendig, verschiedene Ansätze auszuprobieren und offen für neue Heilungsmethoden zu sein. Dieser experimentelle Ansatz kann mit Unsicherheiten behaftet sein und zu Momenten der Entmutigung führen. Doch gerade in solchen Momenten ist es wichtig, den Mut nicht zu verlieren. Jeder Rückschlag birgt die Chance, mehr über sich selbst zu lernen und der Genesung einen Schritt näher zu kommen. Es ist essenziell, sich daran zu erinnern: Fortschritt wird oft durch Ausdauer und die Bereitschaft, den eigenen Horizont zu erweitern, erreicht.

Etliche Belege bezeugen, dass Heilung auf allen diesen Ebenen möglich ist. Wir werden auf unserem Weg verschiedene Techniken und Methoden kennenlernen, um ganzheitlich unsere Selbstheilungskräfte zu wecken und zu stärken.

Übung

Am Ende dieses Kapitels über die Wirkungsweise der ganzheitlichen Heilung möchten wir dir die **»Standortbestimmung«** vorstellen. Ziel dieser Übung ist es, einen Moment innezuhalten, um zu reflektieren, wo du im Leben stehst und wie du dich damit fühlst.

Allgemeine Gesundheit

0 —————————— 100

Vitalität

0 —————————— 100

Körperliche Fitness

0 —————————— 100

Beruf/Berufung

0 —————————— 100

Geld

0 —————————— 100

Partnerschaft/Liebe

0 —————————— 100

Familie

0 —————————— 100

Sinnerfüllung

0 —————————— 100

Spiritualität

0 —————————— 100

Zeit

0 —————————— 100

HOLISTIC **HEALING**

Nimm dir jetzt für die folgenden beiden Fragen jeweils mindestens 10 Minuten Zeit und schreibe die Antworten auf.

- Was sind im Augenblick die Pluspunkte in meinem Leben? Was gibt mir Energie?
- Welche Minuspunkte gibt es zurzeit in meinem Leben? Was nimmt mir Energie?

Hilfreiche Fragen:

- Was ist gut in meinem Leben?
- Wofür bin ich dankbar?
- Was bringt Glück, Freude und Zufriedenheit in mein Leben?
- Was erlebe ich als angenehm und schön?
- Was will ich nicht verlieren?
- Was schenkt mir Kraft und Stärke?
- Was ist nicht so schön in meinem Leben?
- Welche Probleme sollte ich dringend lösen?
- Was muss ich ändern?
- Was erlebe ich als unangenehm und schmerzlich?
- Was kostet mich zu viel Kraft?
- Was will ich nicht mehr?

Überlege dir:

- Wie kannst du die einzelnen Pluspunkte vermehren?
- Und wie kannst du die Minuspunkte vermindern? Falls das nicht in jedem Fall möglich ist, finde einen Weg, wie du den betreffenden Punkt besser akzeptieren kannst.

Erstelle eine Zusammenfassung von konkreten, kleinen Schritten, die du ab sofort unternehmen wirst!

KAPITEL 2

DIE URSPRÜNGE VON **KRANKHEITEN**

Bevor wir uns intensiv dem Thema Heilung zuwenden, das den zentralen Punkt dieses Buches darstellt, möchten wir uns zunächst dem Ursprung allen Übels, den Krankheitsursachen, widmen. Dabei stellen wir die fundamentale Frage: Woher kommt die Krankheit überhaupt? Was sind die tiefer liegenden Gründe, dass wir erkranken, trotz der uns innewohnenden Selbstheilungskräfte?

An dieser Stelle ist es wichtig, zu unterscheiden. Denn eine Krankheit kann viele Ursprünge auf vielen unterschiedlichen Ebenen haben, die alle untersucht und abgefragt werden müssen, um ganzheitliche Heilung zu erreichen. Die Ursprünge können rein körperlicher Art sein, wie Bewegungsmangel, falsche Ernährung, Umweltbelastung oder genetische Veranlagung. Oft ist die Ursache aber nicht körperlich, sondern psychisch begründet und *wirkt* sich lediglich auf der Körperebene *aus*. Weit verbreitet sind auch Mischformen, bei denen sich die körperlichen Ursachen und die psychischen gegenseitig begünstigen und uns in eine Negativspirale treiben, aus der wir womöglich nicht mehr so leicht hinausfinden. Aber nicht nur auf diesen beiden Ebenen entstehen Krankheiten. Auch auf energetischer Ebene gibt es krankheitsbegünstigende Zustände, die es näher zu beleuchten gilt.

Im Folgenden werden wir auf jede Ebene eingehen und dort nach Ursachen und nach Heilung suchen, sodass am Ende ein ganzheitliches Bild entsteht. Anfangen möchten wir allerdings ganz von vorne: Wie entstehen Krankheiten auf rein biologischer Ebene? Was passiert in unserem Körper, wenn wir krank werden, und wo befinden sich unsere Schwachstellen?

Warum wird unser Körper überhaupt krank?

Kranksein, aus biologischer Perspektive betrachtet, lässt sich als ein Zustand definieren, in dem das natürliche Gleichgewicht des Körpers gestört ist. Dieser Zustand resultiert aus einer Vielzahl von Faktoren, die die harmonische Funktion unserer Zellen, Organe und Systeme beeinträchtigen. Biologisch gesehen beginnt Krankheit auf zellulärer Ebene, wenn Zellen durch externe Angreifer wie Viren oder Bakterien beeinträchtigt werden oder wenn interne Fehlfunktionen auftreten, etwa durch genetische Defekte oder den mit dem Altern einhergehenden Abbau von Zellen.

Der menschliche Körper, ein äußerst komplexes System, ist unaufhörlich damit beschäftigt, ein inneres Gleichgewicht, bekannt als **Homöostase,** aufrechtzuerhalten. Oft entstehen Krankheiten, weil dieses Gleichgewicht durch verschiedene Störungen, wie Infektionen, Entzündungen, toxische Belastungen oder Mangel an essenziellen Nährstoffen, beeinträchtigt wird. Diese Störungen rufen im Körper eine Reihe von Reaktionen hervor, die darauf abzielen, die Bedrohungen zu neutralisieren und das Gleichgewicht wiederherzustellen. Sollte der Körper jedoch nicht in der Lage sein, diese Herausforderungen adäquat zu bewältigen, entwickelt sich der Zustand, den wir als Krankheit kennen.

Das Auftreten von Krankheiten wird oft durch das **Immunsystem** und seine Fähigkeit, den Körper vor Schadstoffen und Krankheitserregern zu schützen, beeinflusst. Einerseits kann ein geschwächtes Immunsystem die Anfälligkeit für unterschiedliche Krankheiten erhöhen. Andererseits kann ein überaktives Immunsystem zu Autoimmunerkrankungen führen: Dabei greift der Körper irrtümlicherweise seine eigenen Zellen an, da er sie als fremdartige Eindringlinge betrachtet.

Stellen wir uns unser Immunsystem als eine Art unsichtbaren Schutzschild vor, der unseren Körper Tag und Nacht bewacht. Das Immunsystem ist wie eine Armee aus gut trainierten Wächtern, die darauf spezialisiert sind, Eindringlinge wie Bakterien, Viren und andere unerwünschte Gäste zu erkennen und zu bekämpfen. Diese Wächter sind überall in unserem Körper verteilt: in den Lymphknoten, die wie Wachposten entlang unserer Blutbahnen und Lymphgefäße angeordnet sind, in der Milz, in der die verschiedenen Abwehrzellen gespeichert sind, bis hin zu unserem Darm, der häufig als der Hauptsitz des Immunsystems bezeichnet wird.

Etwa 70 bis 80 Prozent aller Immunzellen sind im Darm angesiedelt, was ihn zu einem Austragungsort von vielen unserer Abwehrkämpfe macht. Die Darmschleimhaut dient dabei als mächtige Mauer, die Eindringlinge abwehren soll, unterstützt von Milliarden nützlicher Bakterien, unseren Verbündeten, die als Teil der Darmflora bekannt sind. Diese Mikroorganismen helfen nicht nur bei der Verdauung, sondern bilden auch eine erste Verteidigungslinie, indem sie schädliche Bakterien bekämpfen und das Immunsystem bei der Identifizierung von Freund und Feind unterstützen.

Gerät der Darm durch schlechte Ernährung, Stress oder die Einnahme von Antibiotika aus dem Gleichgewicht, kann dies zu einer geschwächten Immunabwehr führen. Schädliche Bakterien können sich somit vermehren, die Darmschleimhaut kann beschädigt werden, und Toxine sowie Krankheitserreger können leichter in unseren Körper gelangen. Dies kann nicht nur zu Verdauungsproblemen führen, sondern auch das Risiko für chronische Entzündungen und sogar Autoimmunerkrankungen erhöhen.

Unsere Immunzellen sind wie tapfere Ritter in ständiger Bereitschaft, gegen die Eindringlinge in unserem Körper zu kämpfen. Sie tragen spezielle »Erkennungszeichen«, die es ihnen erlauben, Freunde von Feinden zu unterscheiden. Sobald ein Feind erkannt wird, wird Alarm geschlagen und eine Verteidigungsaktion eingeleitet.

Aber das Immunsystem kann nicht nur kämpfen, es hat auch eine Art Gedächtnis. Das heißt, manche Immunzellen dienen der Speicherung von Informationen. Sie tauschen diese Informationen mit den anderen Zellen aus, sodass diese über die Beschaffenheit bestimmter Erreger Bescheid wissen und sie zukünftig direkt erkennen und abwehren. Dieser Vorgang erklärt, warum es Krankheiten gibt, mit denen man sich nur ein einziges Mal infizieren kann.

Unser Immunsystem kann auch überwältigt werden und in seiner Arbeit versagen, etwa durch die Komplexität und Anpassungsfähigkeit von bestimmten Krankheitserregern wie Viren, Bakterien oder Krebszellen. In solchen Fällen können die Erreger sich unkontrolliert vermehren und gesunde Zellen, Gewebe und Organe angreifen, was zu schweren Krankheiten führen kann. Ein versagendes Immunsystem reagiert nicht mehr adäquat auf Infektionen, was den Körper anfälliger für eine Vielzahl von Krankheiten macht, und in einigen Fällen hat dies chronische Erkrankungen oder sogar lebensbedrohliche Zustände zur Folge.

Zudem spielen **genetische Prädispositionen** eine Rolle bei der Entstehung von Krankheiten. Gewisse genetische Muster können die Wahrscheinlichkeit erhöhen, bestimmte Krankheiten zu entwickeln, während andere Muster möglicherweise eine schützende Wirkung bieten. Diese genetischen Faktoren, in Verbindung mit Umwelteinflüssen und individuellen Lebensstilentscheidungen, bestimmen die Krankheitsanfälligkeit einer Person. Genetische Veranlagungen stellen quasi das Fundament unserer Gesundheit dar, sie setzen Grenzen und Möglichkeiten für unser Wohlbefinden sowie unsere Anfälligkeit für bestimmte Krankheiten fest.

Doch die genetische Landkarte, die jeder von uns in sich trägt, ist keinesfalls unveränderlich. Die Wissenschaft der **Epigenetik** – ein besonders faszinierendes Forschungsfeld – hat gezeigt, **dass unser Lebensstil, unsere Ernährung und unsere Umweltbedingungen tatsächlich einen erheblichen Einfluss darauf haben können, welche unserer Gene aktiviert oder deaktiviert werden.** Es ist vergleichbar mit einer Reihe von Schaltern, die darüber bestimmen, welche Teile unseres genetischen Codes zu einem bestimmten Zeitpunkt aktiv sind. Diese Erkenntnis offenbart, dass wir durch bewusste Lebensentscheidungen die Expression unserer Gene beeinflussen und somit unser Risiko für bestimmte Krankheiten senken oder unsere allgemeine Gesundheit steigern können.

Verstehen wir die Interaktion zwischen unseren Genen und unserem Lebensstil, können wir potenziell präventive Maßnahmen ergreifen, die unsere Gesundheit auf lange Sicht schützen. Die Möglichkeit, durch Verhaltensänderungen die genetische Expression zu modifizieren, eröffnet neue Perspektiven für die persönliche Gesundheitsvorsorge und die medizinische Praxis. Auf diese Weise wird deutlich, dass unser genetisches Erbe nicht allein unser Schicksal bestimmt, sondern vielmehr eine Landkarte darstellt, mit der wir navigieren und auf der wir durch gezielte Entscheidungen unseren Weg zum besseren Wohlbefinden ebnen können.

Ein schwacher Bewegungsapparat und ein geschwächtes Herz-Kreislauf-System sind eine weitere Ursache für eine Vielzahl von

Krankheiten, unter denen heutzutage immer mehr Menschen leiden. Regelmäßige **Bewegung bzw. körperliche Aktivität** sind essenziell, um den Körper gesund und widerstandsfähig gegenüber Krankheiten zu halten. Ein Mangel an Bewegung kann zu Muskelschwäche, verminderter Knochendichte und einer Reduzierung der Gelenkbeweglichkeit führen. Dies erhöht das Risiko für Erkrankungen wie Osteoporose, Arthritis sowie weitere die Muskeln und das Skelett betreffende Probleme. Rückenbeschwerden, insbesondere Schmerzen im unteren Rückenbereich, stellen weltweit ein verbreitetes Gesundheitsproblem dar. Gerade in einer Gesellschaft, in der Bewegung für viele einfach nicht mehr zum Alltag gehört, muss dieses Problem in die Liste der Ursachen für häufige Krankheiten mit aufgenommen werden. Es ist eine Tatsache, dass ein inaktiver Lebensstil nicht nur zu diversen Problemen des Bewegungsapparates führt, sondern oft auch zu Herz-Kreislauf-Erkrankungen, darunter Bluthochdruck, Herzinfarkt und Schlaganfall. Zudem kann Bewegungsmangel zu metabolischen Störungen wie Typ-2-Diabetes führen, wohingegen regelmäßige Bewegung zur Regulierung des Blutzuckerspiegels und zur Verbesserung der Insulinsensitivität beiträgt.

Es gibt einige weitere Aspekte, die unsere Gesundheit negativ beeinflussen können, hauptsächlich weil sie das Immunsystem schwächen.

Schlechte **Ernährung**, **Toxine** und ein ungesunder **Lebensstil** bilden zusammen eine Achse, die häufig zur Entwicklung von körperlichen Beschwerden und Krankheiten beiträgt. Eine unausgewogene Ernährung, arm an essenziellen Nährstoffen, Vitaminen und Mineralien, dafür aber reich an verarbeiteten Lebensmitteln, Zucker und gesättigten Fetten, schadet dem Immunsystem und führt oftmals zu chronischen Krankheiten wie Diabetes, Herz-Kreislauf-Erkrankungen und Adipositas. Nicht nur die Zusatzstoffe in verarbeiteten Lebensmitteln schaden dem Körper; auch Toxine, die aus der Umwelt in unseren Körper gelangen, können uns krank machen, sei es durch verschmutzte Luft, kontaminiertes Wasser oder chemische Zusatzstoffe in Lebensmitteln. Diese Toxine reichern sich im Körper an und führen zu einer Vielzahl von Gesundheitsproblemen, von hormonellen Ungleichgewichten bis hin zu Krebs.

Ein ungesunder Lebensstil, Nikotin, Alkohol, Medikamente und andere schädliche Substanzen in Kombination mit Bewegungsmangel, einem hohem Stresslevel und mangelnder Entspannung belasten den Körper erheblich. Leider gehört dieser Cocktail für viele heutzutage zum Alltag.

Schlechter **Schlaf**, entweder durch zu wenige Schlafstunden oder eine schlechte Schlafqualität, beeinträchtigt ebenfalls unsere Gesundheit. Schlafmangel schwächt das Immunsystem, die Regeneration des Körpers wird behindert und der Entzug kann zu kognitiven Beeinträchtigungen führen. Langfristig erhöht unzureichender Schlaf das Risiko für ernsthafte Gesundheitsprobleme, darunter Herz-Kreislauf-Erkrankungen und Depressionen.

Ist der Körper verletzt, infiziert oder vergiftet, zeigt er es uns in Form von unterschiedlichen Symptomen. Diese körperlichen Anzeichen sind nicht einfach nur Beschwerden oder Unannehmlichkeiten; sie sind vielmehr Signale, die auf tiefere Ungleichgewichte bzw. Schädigungen im Organismus hinweisen. ***Symptome wie Schmerz, Fieber, Müdigkeit oder Entzündungen sind Ausdrucksformen unseres Körpers, um uns aufmerksam zu machen, dass etwas im System nicht stimmt und dass unsere Aufmerksamkeit und Fürsorge benötigt wird.***

Diese Botschaften des Körpers zu verstehen und angemessen darauf zu reagieren, ist entscheidend für unsere Heilung und langfristige Gesundheit. Statt Symptome nur zu unterdrücken oder oberflächlich zu behandeln, lädt uns diese Perspektive ein, tiefer zu blicken und die eigentlichen Ursachen der Beschwerden zu erforschen. Dieser Ansatz führt uns zu einer achtsameren und ganzheitlicheren Sichtweise auf Gesundheit und Wohlbefinden, bei der nicht nur die Symptome, sondern der Mensch in seiner Gesamtheit im Mittelpunkt steht.

Indem wir lernen, die Sprache unseres Körpers zu deuten und zu respektieren, öffnen wir die Tür zu einem tieferen Verständnis unserer selbst und zu einem bewussteren Umgang mit unserer Gesundheit. Es geht darum, in einen Dialog mit unserem Körper zu treten, seine Bedürfnisse zu erkennen und ihm zu geben, was er zur Heilung und zur Erhaltung seiner Gesundheit benötigt. Letztendlich können wir nach diesem Ansatz das körperliche Symptom als eine Art »Whatsapp« der Seele verstehen. Denn die Seele kann mit uns nur über den Körper kommunizieren.

Verstehen wir die biologischen Grundlagen von Krankheiten, können wir nicht nur gezielte Behandlungsmethoden entwickeln, sondern auch effektive Präventionsstrategien etablieren. Durch ein besseres Verständnis für die Funktionen unseres Körpers können wir Maßnahmen ergreifen, die weit über die gängigen Empfehlungen für Ernährung, Bewegung und das Vermeiden toxischer Substanzen hinausgehen. Wir erkennen, dass unsere Gesundheit durch ein komplexes Netzwerk verschiedener Faktoren beeinflusst wird. Dieses Wissen ermöglicht uns, über die gängigen Gesundheitsratschläge hinaus Maßnahmen zu ergreifen und unser Wohlbefinden auf einer tieferen Ebene zu fördern.

Neben unserem physischen Körper besitzen wir auch einen Energiekörper auf **feinstofflicher Ebene,** der in vielerlei Hinsicht unser Wohlbefinden beeinflusst. Krankheitsursachen auf dieser Ebene sind häufig fokusbegründet, da wir dazu neigen, entsprechend unserer **Gedanken- und Gefühlswelt** negative oder positive Schwingungen anzuziehen. Unsere Gedanken und Gefühle sind in einem eigenen Energiefeld verankert, das maßgeblich bestimmt, was wir im Außen anziehen. Dieses innere Feld beeinflusst nicht nur unsere direkten Lebensumstände, sondern auch die Wechselwirkungen mit dem äußeren Feld.

Die Gedanken und Emotionen, die wir hegen, fungieren als magnetische Energien, die bestimmte Resonanzen erzeugen. ***Verweilen wir in einem Zustand hoher Schwingungen wie Liebe, Mitgefühl und Dankbarkeit, ziehen wir oft ähnliche Frequenzen an.*** Dies führt dazu, dass wir Menschen begegnen, die auf derselben Wellenlänge sind, und Situationen erleben, die mit diesen hohen Frequenzen übereinstimmen. Umgekehrt führen negative Gedanken wie Hass oder Missgunst dazu, dass wir in eine Welt blicken, die diese niedrigen Schwingungen widerspiegelt und uns in Konfliktsituationen bringt.

Unser Energiefeld prägt auch unsere Wahrnehmung der Welt. Das retikuläre Aktivierungssystem (RAS) in unserem Gehirn agiert dabei wie ein Filter, der bestimmt, was wir wahrnehmen und wie wir auf unsere Umgebung reagieren. Wenn wir eine dankbare Haltung einnehmen, neigen wir dazu, mehr Dinge und Menschen zu bemerken, für die wir dankbar sein können. Sind wir hingegen von Aggression geleitet, sind wir empfänglicher für aggressive Schwingungen und Situationen, die auf derselben Frequenz liegen.

Durch das Bewusstwerden der Macht unserer Gedanken können wir unsere eigene Gesundheit und unser Wohlbefinden beeinflussen. Dies verdeutlicht, wie wichtig es ist, unsere Gedanken zu beobachten und zu steuern, um nicht nur unser materielles, sondern auch unser energetisches Dasein zu verbessern.

Es zeigt sich oft, dass die **Wurzeln vieler Krankheiten in der Kindheit** liegen. In dieser Zeit passen wir uns, meist unbewusst, an die Umstände und die Realität der Erwachsenen in unserem Umfeld an, ohne eine Vorstellung davon zu haben, wer wir sind und was wir möchten. Wir finden uns in Rollen wieder, die nicht wirklich zu uns passen – was unsere authentische Entwicklung beeinträchtigen kann. Diese frühkindlichen Anpassungen und Erfahrungen bilden die Grundlage für die verschiedenen Rollen, die wir im Laufe unseres Heranwachsens entwickeln. Jede Rolle dient dabei dem gleichen Ziel: Liebe und Anerkennung zu erhalten und die Bindung zu den Bezugspersonen zu verstärken.

Es ist aber nicht nur hilfreich, sich anzuschauen, welche Rollen Kinder annehmen, um Liebe und Anerkennung zu finden, sondern auch, was Bindung überhaupt bedeutet und welche verschiedenen Bindungsarten es gibt. Verhaltensmuster und Rollen, die Kinder zeigen, sind eng mit ihren Bindungserfahrungen verknüpft. Frühkindliche Bindungserfahrungen haben später einen großen Einfluss darauf, wie wir uns als Erwachsene in Beziehungen verhalten und wie wir mit unseren Emotionen umgehen. Sie beeinflussen unser Wohlbefinden und unsere Gesundheit. Durch das Verständnis dieser Bindungsmuster können wir die Wurzeln einiger unserer Verhaltensweisen und gesundheitlichen Herausforderungen allmählich besser verstehen und angehen.

Dazu hat der britische Psychiater und Psychoanalytiker John Bowlby schon in den 1960er-Jahren eine beeindruckende Theorie formuliert, die bis heute in der Wissenschaft Anklang findet. Diese Theorie hilft uns zu verstehen, wie die Art der Bindung, die ein Kind zu seinen Bezugspersonen aufbaut, seine emotionale Entwicklung und sein späteres Verhalten prägt.

Bowlby beschreibt verschiedene Bindungsstile: Einige Kinder entwickeln eine sichere Bindung zu ihren Eltern; sie fühlen sich geliebt und unterstützt, lernen mit ihren Gefühlen umzugehen und bauen gesunde Beziehungen auf. Andere Kinder hingegen erleben eine unsichere Bindung; entweder vermeiden sie Nähe, weil sie gelernt haben, dass sie sich nicht auf andere verlassen können, oder sie klammern sich ängstlich an ihre Bezugspersonen, aus Angst, verlassen zu werden.

Vergleichen wir diese unterschiedlichen Stile mit den Rollen, die Kinder annehmen, so wird deren Zweck schnell klar. Zum Beispiel könnte ein Kind mit einem unsicheren Bindungsstil versuchen, durch besondere Leistungen die Aufmerksamkeit und Zuneigung seiner Eltern zu gewinnen. Es fühlt sich möglicherweise nur dann wertgeschätzt und sicher, wenn es bestimmte Erwartungen erfüllt oder übertrifft. Dieses Streben nach Anerkennung durch Leistung kann ein Versuch sein, eine stabilere und sicherere Beziehung zu den Eltern herzustellen. Vielleicht entwickelt sich aus diesem Bindungsstil im Erwachsenenalter eine Helferrolle, bei der jemand nicht Nein sagen kann und es immer jedem recht machen möchte.

Kinder mit vermeidendem Bindungsstil neigen vielleicht dazu, sich rebellisch zu verhalten. Sie haben möglicherweise gelernt, dass zu viel Nähe Enttäuschung und Verletzlichkeit mit sich bringt. Indem sie rebellieren und so Distanz schaffen, versuchen sie, sich vor emotionalen Verletzungen zu schützen. Sie bauen eine Mauer um sich herum auf, um nicht auf die Zuneigung anderer angewiesen zu sein. Im Erwachsenenalter haben Menschen, die einen solchen Bindungsstil erfahren haben, häufig ein Problem damit, mit ihren Emotionen in Kontakt zu kommen. Die Mauer, die sie als Kinder um sich herum aufgebaut haben, besteht oft ein Leben lang.

Manche Kinder sind so unsicher gebunden, dass sie schreckliche Angst davor haben, von ihren Eltern getrennt zu sein. Sie nehmen unbewusst eine Opferrolle ein und geben sich schwach und hilflos, weil sie verhindern wollen, verlassen zu werden. Diese Rolle kann sich ebenfalls so sehr intensivieren, dass betroffene Menschen auch später nicht daraus hervortreten können. Sie halten an ihren Krankheiten fest, aus Furcht, ohne ihr Leid würde sich niemand um sie sorgen oder ihnen Aufmerksamkeit entgegenbringen.

So unterschiedlich wir sind, so unterschiedlich sind die Rollen, die wir im Zuge des Erwachsenwerdens annehmen. Ob Clown, Helfer, Performer oder das Opfer – wir sind so sehr daran gewöhnt, uns auf eine bestimmte Art zu verhalten, dass wir nicht länger hinterfragen, ob diese Rollen überhaupt noch zu uns und unserem Leben passen.

»Wir spielen drei wichtige Rollen in unserem Leben:
die Rolle, die uns zugedacht wurde,
die Rolle, die wir uns selbst vorspielen,
und die Rolle, die wir anderen vorspielen.«

Harald Schmid

Die Frage ist nun, welche Rolle wir als Kinder eingenommen haben und zu welchem Zweck. War die Rolle, die wir gespielt haben, authentisch? Oder haben wir sie nur genutzt, um die Bindung zu unserer Familie zu stärken? Spielen wir diese Rolle heute noch, obwohl sie nicht authentisch ist? Sind wir überhaupt irgendwann wir selbst oder tun wir dieses oder jenes nur, um Anerkennung von außen zu erhalten?

Rollen, die wir zu unserem Schutz aufbauen, können paradoxerweise im Laufe unseres Lebens zu Quellen des Schmerzes werden, da wir uns in einem ständigen Kampf befinden, sie aufrechtzuerhalten. So führt beispielsweise Kritik an unserer Leistung in der Performerrolle zu Verletzungen, da sie unser tiefsitzendes Gefühl, nicht gut genug zu sein, triggert. Ebenso kann in der Helferrolle die ausbleibende Anerkennung unserer Bemühungen zu Frustration und Enttäuschung führen. Wir brauchen ständig Bestätigung und Feedback von außen, um uns gut und vollständig zu fühlen. Diese Verletzungen sind oft ein Spiegel unserer inneren Konflikte und des auf uns lastenden Drucks, den Erwartungen unserer Rollen gerecht zu werden – was uns daran hindert, unser authentisches Selbst zu leben und wertzuschätzen. Diese negativen Erfahrungen häufen sich in uns an und führen zu energetischen Blockaden.

Aus Angst, erneut verletzt zu werden, machen wir innerlich dicht, und unser Herz verschließt sich.

Je mehr wir in diesen aufgesetzten Rollen aufgehen, desto mehr Traumata und Verletzungen erfahren wir, sodass wir uns emotional immer weiter abschotten. Diese zunehmende Verschlossenheit bewirkt, dass unsere Energie nicht mehr frei fließen kann. Damit schaffen wir unbewusst Bedingungen, unter denen Krankheiten entstehen können, da unsere natürliche Energiebalance gestört ist.

Um mögliche energetische Blockaden und Widerstände in uns zu erkennen, ist es wesentlich, in uns hineinzuspüren:

- Welche Schmerzen und Verspannungen nehmen wir wahr, und was empfinden wir dabei?
- Inwiefern schränkt uns ein bestimmtes Symptom ein?
- Was versucht uns ein spezifisches Symptom zu signalisieren?
- Wo in unserem Leben erleben wir Kämpfe?
- In welchem Lebensbereich stecken wir in einem erbitterten Widerstand fest?
- An welchen Stellen fließt unser Leben nicht mehr natürlich?

Besonders wichtig:
- Was ist vor dem Auftreten des Symptoms passiert?
- Welche Ereignisse oder Situationen haben Stress ausgelöst?

Infolge dieser Erkenntnisse über Blockaden und die damit verbundenen Symptome wollen wir vielleicht unser Leben grundlegend verändern. Eine Chance für eine lang anhaltende Genesung! Für diese Gelegenheit, Veränderungen herbeizuführen und zu heilen, können wir dankbar sein.

> *»Wenn wir das Flüstern des Körpers nicht hören,*
> *dass etwas aus der Balance geraten ist,*
> *dann beginnt er zu schreien.«*
>
> *Lissa Rankin*

Viele unserer gegenwärtigen Verhaltensmuster – beispielsweise, wenn wir Streit haben und Konflikte austragen mit unserem Partner, mit Kolleginnen und Kollegen oder gar dem Chef – rühren in der Hauptsache aus Verletzungen in der Vergangenheit. Hat zum Beispiel der Vater uns als Kind schon häufig stark kritisiert und uns Verletzungen zugefügt, dann reagieren wir automatisch im selben Maße, wenn wir mit jemand anderem in eine ähnliche Situation geraten.

Die Heftigkeit unserer Reaktion auf bestimmte Situationen, ob nun mit Wut oder Trauer, hängt stark damit zusammen, ob uns bekannt vorkommt, was wir erleben. Die Wunden sind alt, werden aber mit jedem Ereignis, das unsere Psyche damit in Verbindung bringt, erneut aufgerissen. Daher ist es wichtig, nach den Ursachen für die Reaktionsmuster zu forschen, da Gedanken und Gefühle auch für körperliche Gesundheit eine Rolle spielen.

Allerdings sollten wir nicht nur in unserer Kindheit nach den Ursachen für unsere aktuellen gesundheitlichen Beschwerden suchen. Wenden wir uns also einem weiteren wichtigen Thema in diesem Zusammenhang zu, nämlich: **Stress!**

Achtung, Stress!

Studien zeigen, dass Stress eine der Hauptursachen für die Entstehung von Krankheiten ist – nach Angaben der Weltgesundheitsorganisation sind es je nach Studie 75 bis 94 Prozent. Stress gilt laut WHO somit als die größte Bedrohung der Gesundheit.[7]

Von unserem biologischen Aufbau her betrachtet, funktionieren wir Menschen noch wie zu Urzeiten. Zwar hat sich unser Gehirn in den letzten Jahrtausenden deutlich entwickelt – unser biologisches Reaktionsverhalten ist aber quasi noch auf dem alten Stand. Unsere körperlichen und emotionalen Reaktionen sind immer noch stark von instinktiven Mustern geprägt, die einst für das Überleben in einer viel gefährlicheren Umgebung notwendig waren.

In verschiedenen Bereichen der Medizin ist belegt, dass ein einziger negativer Gedanke, zum Beispiel »Oh Gott, wie soll ich das bloß schaffen?!«, mit dem dazugehörigen Gefühl in unserem Körper genau die gleichen Reaktionen auslöst, als stünde wahrhaftig ein Mammut vor uns, das unser Leben bedroht. Unser Körper wird in Bruchteilen von Sekunden auf Kampf *(fight)*, Flucht *(flight)* oder Erstarren *(freeze)* vorbereitet.

Diese tief verwurzelten, automatischen Reaktionen sind Zeugnisse unserer evolutionären Vergangenheit.

Was aber genau ist Stress? Wie kommt er zustande? Und vor allem: Was passiert in unserem Körper, wenn wir in Stress geraten, und welche Konsequenzen hat das für unsere Gesundheit?

Anstatt uns nur auf die Behandlung des Symptoms zu konzentrieren, müssen wir tiefer in die Ursachenforschung einsteigen und uns fragen, wo und wie genau der Stress entsteht.

Wie bereits erwähnt, funktioniert das menschliche Gehirn, unsere zentrale Schalt- und Steuerstelle, seit Urzeiten auf die gleiche Weise. Auch heute scannen wir noch ständig unsere Umgebung ab, so wie unsere Vorfahren einst Ausschau nach Mammuts hielten, um Gefahren zu erkennen und ihr Überleben zu sichern. Dieses ständig aktive Überwachungssystem, das einst lebensnotwendig war, führt in der modernen Welt oft zu übermäßigem Stress, da die dauerhafte Wachsamkeit und das Bedürfnis, sofort zu reagieren, nicht mehr so häufig benötigt werden.

Das Gehirn koordiniert alle Körperreaktionen und Organfunktionen – von der einfachsten Fingerbewegung bis hin zu komplexen emotionalen Reaktionen. Es speichert jede Erfahrung, jede Situation und jeden Eindruck unseres Lebens. Wenn sich eine Situation wiederholt, greifen wir auf diese gespeicherten Erfahrungen zurück, was unser Überleben effizienter macht. Die Abläufe in unserem Gehirn geschehen in Sekundenbruchteilen, meist unbewusst und nicht spürbar.

Durch unsere Sinneswahrnehmungen, durch Sehen, Hören, Riechen, Schmecken und Tasten, nimmt das Gehirn ständig Reize auf und löst, basierend auf unseren Erfahrungen, fast augenblicklich Emotionen und körperliche Reaktionen aus. Diese Reaktionen können entweder entspannend oder anspannend sein, abhängig von den Gedanken, die wir in dem Moment haben, wie etwa: »Wie soll ich das bloß schaffen?!« Diese Art der Reaktion zeigt, wie eng unser emotionales Wohlbefinden und unsere physische Gesundheit miteinander verknüpft sind und wie tiefgreifend unser Denken unsere körperlichen Zustände beeinflussen kann.

Verstehen wir diese Prozesse, können wir bewusster mit unseren Gedanken umgehen und lernen, wie wir durch bewusste Wahrnehmung und Gedankensteuerung unsere körperlichen und emotionalen Reaktionen beeinflussen können.

Erst einmal ist festzuhalten, dass jede Situation, die uns widerfährt, eigentlich neutral ist. Durch unsere Gedanken und unsere Interpretation jedoch erfährt sie eine Wertung, und diese ist gekoppelt an unsere unterbewussten Glaubenssätze und Grundüberzeugungen. Stress bedeutet also eine durch negativ bewertete Wahrnehmungen und/oder Gedanken ausgelöste Körperreaktion, die unseren Körper in rasender Geschwindigkeit auf Kampf, Flucht oder Erstarrung vorbereitet.

Wie oft haben wir negative Gedanken und damit verbunden Stressmomente, die starke körperliche Reaktionen auslösen können? Diese Frage ist entscheidend im Hinblick auf Krankheitsursachen.

Im Laufe eines Tages gibt es viele Momente, in denen wir uns aufregen, ärgern, emotional werden, wütend sind, unter Druck stehen oder uns bedrückt fühlen. All diese Momente können Stress auslösen, der oft am Anfang vieler Krankheiten steht, wie beispielsweise Erkältungen, Diabetes, Tinnitus oder sogar Krebs.

Der Schlüssel zur Heilung liegt genau in diesem Bereich, denn sobald Stress als Hauptursache identifiziert wird, kann Entspannung als eine effektive Therapieform angesehen werden.

Zwischen unserer psychischen Verfassung und dem Zustand unseres Körpers besteht eine deutliche Verbindung. Viele Studien und Bücher setzen sich mit diesem Thema auseinander. Wenn wir erkennen, dass der Stress, den wir auf psychischer und emotionaler Ebene erleben, Krankheiten auslösen kann, wird auch klar, dass bestimmte emotionale Stressformen sich in körperlichen Symptomen manifestieren können.

Die Ursachen für spezifische Symptome in einem bestimmten Organ oder Körperteil können oft auf entsprechende emotionale Ungleichgewichte zurückgeführt werden. Es ist notwendig, diesen Zusammenhang zu verstehen, um eine ganzheitliche Herangehensweise an Gesundheit und Heilung zu fördern.

Außerdem ist es wichtig, einen Lebensstil zu pflegen, der alltäglichen Stress minimiert. Schaffen wir das, so stellt diese Errungenschaft eine der wichtigsten Präventionsmaßnahmen zur Erhaltung unserer ganzheitlichen Gesundheit dar.

Wenn wir Stress erleben und emotional darauf reagieren, setzt unser Körper eine Kaskade von Reaktionen in Gang. Angenommen, wir sind starker Kritik ausgesetzt. In solch einer Situation wird unser Nervensystem automatisch aktiviert, insbesondere der Sympathikus im autonomen Nervensystem. Dieser Vorgang versetzt uns jedes Mal in einen Kampf-, Flucht- oder Erstarrungsmodus, in dem es für unseren Körper gefühlt ums nackte Überleben geht.

Währenddessen werden etwa 22 verschiedene Reaktionen im Körper ausgelöst. Cortisol, das Stresshormon, sorgt dafür, dass die innere Drehzahl nicht nur kurzzeitig hochschnellt, sondern für einen längeren Zeitraum im oberen Bereich bleibt – eine Reaktion, die auf Flucht oder Angriff vorbereitet. Cortisol unterdrückt dabei die Produktion von Glückshormonen und vom Schlafhormon Melatonin. Je nachdem, wie viele negative, stressende Gedanken wir pro Tag denken, kann es zu Schlafstörungen kommen und die Nervosität kann chronisch werden. Dieser anhaltende Zustand führt oft zu Depressionen und Burn-out und schwächt unser Immunsystem, was wiederum unsere Anfälligkeit für Allergien erhöht.

Im Regelfall spüren wir die Wirkung eines einzelnen Gedankens im Körper nicht, denn unsere Sensoren sind nach außen und nicht nach innen gerichtet. Wir spüren den Stress erst, wenn er schon extrem hoch ist, etwa an den eigenen feuchten Händen. Manchmal sehen wir bei anderen Menschen rote Ohren oder hektische rote Flecken im Gesicht – Zeichen eines hohen Blutdrucks.

Unser Körper reagiert auf Stress, indem er blitzartig Zucker und Fett freisetzt, um die Muskeln mit Energie zu versorgen. Dadurch steigt der Blutzucker- und Fettspiegel sofort an. Langfristig kann dies das Risiko für Typ-2-Diabetes, Arteriosklerose, Schlaganfälle und Herzinfarkte erhöhen, besonders weil es uns in unserem modernen Lebensstil an Bewegung mangelt und wir die überschüssige Energie nicht verbrauchen. Stattdessen verbringen wir unsere Zeit sitzend oder stehend, sei es im Auto, in Besprechungen oder zu Hause. Das kann zur Bildung von Verkalkungen und Plaques in unseren Gefäßen führen.

Auch Herz- und Pulsfrequenz sowie der Blutdruck schnellen hoch, um die Muskulatur schneller mit Energie – also Sauerstoff, Fett und Zucker – zu versorgen. Dadurch wird beispielsweise eine Gewichtszunahme, insbesondere im Bauchbereich, begünstigt.

Je mehr Stress wir tagsüber haben, umso mehr wird das Hungergefühl unterdrückt. Abends, wenn der Stresslevel und die Anspannung etwas nachlassen, entsteht das berühmte Heißhungergefühl. Unser Gehirn signalisiert, dass es besser sei, Reserven anzulegen, falls morgen wieder so ein stressiger Tag folgt und wir kaum etwas zu uns nehmen können, und bringt uns dazu, viel zu viele Kalorien zu uns zu nehmen.

Die damit verbundene schwere Verdauung kann uns wiederum den Schlaf kosten, und Fettpölsterchen siedeln sich als Folge an den unterschiedlichsten Stellen des Körpers an. Zusätzlich wird die Gehirnleistung beeinträchtigt. Im Neokortex, dem Bereich des Gehirns für logisches Denken, schaltet sich unter Stress die Fähigkeit zu klarem Denken ab. Unser Gehirn stellt sich auf schnelle Reflexe um, unsere Konzentration und die mentale Leistungsfähigkeit sinken.

Wir kennen es alle: Nach einem hitzigen Streit fallen uns die überzeugendsten Argumente oft erst etwa zwanzig Minuten später ein. Das ist ein typisches Beispiel dafür, wie negative Gedanken uns im Alltag behindern können. Sie lenken unsere Konzentration vom Wesentlichen ab, und wir verschwenden wertvolle Zeit, die wir effektiver nutzen könnten.

Ebenfalls eine Nebenwirkung von zu viel Stress: Die Lust auf Sex reduziert sich. Biologisch betrachtet ist das in einer gefährlichen Situation – wie der Begegnung mit einem Säbelzahntiger oder Mammut – durchaus sinnvoll. Doch im Alltagsleben werden dadurch Beziehungen belastet.

Nicht zuletzt beschleunigt Stress den Alterungsprozess. Die zunehmende Konzentration freier Radikale im Körper und der gesteigerte Stoffwechsel lassen unsere Zellen schneller altern. Dies kann Zelldegeneration fördern und das Risiko für Krebserkrankungen erhöhen.

Der wohl kritischste und gefährlichste Aspekt von Stress liegt aber in seiner langfristigen Auswirkung auf unser Immunsystem. Zunächst wird das Immunsystem aktiviert, um potenzielle Verletzungen zu heilen, besonders wenn wir uns im Kampf-oder-Flucht-Modus befinden. In Phasen der anschließenden Entspannung schaltet das Immunsystem jedoch herunter, da die Energie jetzt an anderer Stelle benötigt wird. Über einen längeren Zeitraum hinweg führt dieser Zyklus von Aktivierung und Deaktivierung zu einer Schwächung des Immunsystems.

Besonders kritisch wird es nach Perioden anhaltenden Stresses, in denen das Immunsystem durchgängig gefordert und beansprucht wurde. Wechselt der Körper dann in einen Zustand der Entspannung, ist er besonders anfällig für Infektionen und andere gesundheitliche Probleme.

Wir alle kennen die Situation, in der wir vor dem Urlaub im Job noch einmal richtig Gas geben, Überstunden machen und uns überarbeiten, um alles zu erledigen, bevor die wohlverdiente Pause winkt. Wir vernachlässigen unsere Familie, weil wir noch einmal alles geben, erzeugen dadurch Konflikte und verstärken den Stress. Dann, endlich im Urlaub, wenn wir uns auf Ruhe und Erholung freuen, passiert es: Wir werden krank.

Diese Ironie des Timings ist allzu bekannt. Während der stressigen Phase vor dem Urlaub arbeitet unser Immunsystem auf Hochtouren, um mit den zahlreichen Anforderungen Schritt zu halten. Unser Körper ist in einem ständigen Zustand der Alarmbereitschaft, während wir versuchen, die letzten Projekte abzuschließen, dringende E-Mails zu beantworten und die letzten Meetings zu führen.

In diesem Prozess pumpen wir kontinuierlich Stresshormone wie Cortisol und Adrenalin durch unseren Körper, was unser Immunsystem zusätzlich belastet.

Sobald wir jedoch in den Entspannungsmodus wechseln, fährt das Immunsystem herunter und ist weniger reaktionsfähig, sodass es uns nicht mehr effektiv vor Krankheiten schützt. Dies führt also paradoxerweise dazu, dass wir gerade dann, wenn wir uns endlich entspannen und erholen wollen, anfällig für Krankheiten werden. Dieses Phänomen, oft als »Freizeitkrankheit« bezeichnet, zeigt, wie eng unsere Gesundheit mit unserem Lebensstil und Arbeitsrhythmus verknüpft ist. Es unterstreicht die Notwendigkeit, regelmäßige Pausen einzulegen und Stressmanagementtechniken zu praktizieren, um unser Immunsystem zu stärken und unsere Gesundheit langfristig erhalten zu können.

Auf pragmatischer Ebene können wir uns Methoden zur Stressreduktion und Entspannung zuwenden, wie beispielsweise Yoga, Meditation, Tai-Chi oder Dankbarkeitsübungen. Diese Techniken dienen alle dazu, die Verbindung zu uns selbst nicht zu verlieren bzw. sie wieder aufzubauen. Wichtig ist jedoch, die Ursachen von Stress zu lösen, damit er nicht chronisch wird.

Gerade in stressigen Zeiten ist es außerdem unerlässlich, aktiv zu bleiben. Unter dem Einfluss von Stresshormonen wie Adrenalin und Cortisol ist Bewegung besonders wichtig, da der Körper regelrecht danach schreit, diesen Hormoncocktail wieder abzubauen. Und das tut er durch Bewegung. Schließlich produziert unser Gehirn diese Hormone in der Annahme, dass wir sie benötigen, um vor Gefahren fliehen oder uns verteidigen zu können.

Wenn wir jedoch unter Druck »erstarren« und uns nicht ausreichend bewegen, kann dies häufig zu heftigen Verspannungen führen, aus denen unzählige chronische Krankheiten resultieren.

Mehr zum Thema »Stress« siehe in Kapitel 4.

Du siehst also, Krankheiten entstehen auf vielen verschiedenen Ebenen und sind oft das Ergebnis eines Zusammenspiels aus zahlreichen Komponenten. Daher ist es wichtig, dass deine Suche nach den Ursachen einer Erkrankung alle Bereiche umfasst, sowohl mit Blick auf die Vergangenheit als auch auf die Gegenwart. ***Es gilt, deine Psyche, deine Gedanken, deine energetische Frequenz, deine täglichen Routinen, Verhaltensmuster, Ess- und Schlafgewohnheiten sowie deine allgemeine körperliche Aktivität zu hinterfragen.***

Ganzheitliche Heilung bedeutet, Krankheitsursachen aus verschiedenen Perspektiven zu betrachten und auf mehreren Ebenen einzugreifen. Nur über die Entwicklung eines umfassenden Verständnisses für die vielschichtigen Faktoren, die zu deinem Gesundheitszustand beitragen, kannst du wirksame und nachhaltige Wege zur Heilung und zum Wohlbefinden aufspüren. Es geht darum, den gesamten Menschen zu sehen und anzusprechen, um echte und dauerhafte Veränderungen zu bewirken.

Exkurs: Körperanalogien

Wir haben gelernt, dass unser Körper weit mehr ist als nur unsere Hülle und dass Krankheitsursachen auf verschiedenen Ebenen des Seins und Bewusstseins zu suchen und zu finden sind. Bevor wir uns den einzelnen Ebenen intensiv zuwenden und untersuchen, wo genau Krankheiten entstehen und wo Heilung geschieht, möchten wir dich einladen, eine erste Verbindung zu schließen zwischen deinen Emotionen, deinem mentalen Zustand und deinem physischen Wohlergehen. Diese Reise führt uns zu den sogenannten Körperanalogien.

Anstatt Unbehagen nur als physisches Symptom zu betrachten, möchten wir dich ermutigen, tiefer zu schauen:

Was könnte emotional hinter den Symptomen oder Schmerzen stecken?

Indem wir die Verbindung zwischen unseren Emotionen und unserem Körper verstehen, können wir unser Wohlbefinden auf eine tiefere Ebene bringen und unser Leben in einem neuen Licht sehen. Es gilt, uns und unsere Emotionen bewusst wahrzunehmen, um Krankheiten und körperliche Symptome frühzeitig zu erkennen und zu verhindern.

Letztendlich sind wir nicht nur unser physischer Körper, sondern ein Wesen mit vielen Schichten, die alle miteinander verbunden sind und sich gegenseitig beeinflussen. Dieses Zusammenspiel spiegelt sich auch in zahlreichen bekannten Sprichwörtern wider, die auf eine Verbindung zwischen körperlichen Symptomen und den anderen Schichten unseres Seins hinweisen. Zum Beispiel sagt man, dass einem »eine Laus über die Leber läuft« oder »etwas an die Nieren geht«. Diese Redewendungen zeigen, dass Menschen sich schon seit Generationen Gedanken über die Verbindung zwischen Geist und Körper machen. Lass uns also unsere Emotionen, Gedanken und unseren Körper beleben und uns auf eine Reise der Ganzheitlichkeit und des Wohlbefindens begeben.

Linke und rechte Körperhälfte

Die Vorstellung, dass die linke und rechte Körperhälfte unterschiedliche symbolische Bedeutungen haben, ist in vielen Heiltraditionen verwurzelt.

> *Linke Körperhälfte – der emotionale und weibliche Teil*

Die linke Seite des Körpers repräsentiert traditionell den emotionalen und weiblichen Teil unseres Seins. Sie symbolisiert unsere Fähigkeit zu fühlen und ist eng mit unseren Beziehungen verbunden – sowohl zu anderen Menschen als auch zu uns selbst. Krankheiten auf der linken Seite können oft als Zeichen für emotionale Probleme gedeutet werden, die vielleicht in unseren Beziehungen wurzeln. Ein Herzinfarkt zum Beispiel kann als ein Signal gesehen werden, das auf tiefliegende emotionale Herausforderungen oder auf eine unterdrückte Fähigkeit, Liebe zu geben und zu empfangen, hinweist.

> *Rechte Körperhälfte – der rationale und männliche Teil*

Im Gegensatz dazu steht die rechte Körperhälfte für den rationalen und männlichen Teil unserer Persönlichkeit. Sie repräsentiert Aspekte wie Logik, Aktion und alles, was mit unserer Rolle und unserem Handeln in der Außenwelt zu tun hat – beispielsweise unsere Arbeit und unsere Ambitionen. Probleme oder Krankheiten, die sich auf der rechten Seite manifestieren, können darauf hindeuten, dass wir Schwierigkeiten haben, mit den Anforderungen und dem Druck, die die äußere Welt an uns stellt, umzugehen. Sie könnten ein Zeichen dafür sein, dass wir unsere Ziele und die Art und Weise, wie wir sie erreichen wollen, überdenken müssen.

> *Integration für Ganzheitlichkeit*
Die Idee der zwei Körperhälften unterstreicht die Notwendigkeit, sowohl unsere emotionale als auch unsere rationale Seite zu pflegen und zu integrieren. Ein Ungleichgewicht zwischen diesen Aspekten kann zu körperlichen Beschwerden führen und ist ein Hinweis darauf, dass wir uns um eine wohltuende innere Harmonie bemühen sollten. Durch die Beachtung der Signale unseres Körpers können wir besser auf unsere Bedürfnisse eingehen und einen Weg zur Heilung und Ganzheitlichkeit finden.

Die folgenden Beispiele zeigen, wie Körper, Emotionen und Gedanken miteinander verknüpft sein können. Sie sind als Denkanstöße zu verstehen und lassen sich nicht für alle Menschen verallgemeinern! In unserer praktischen Arbeit mit Klienten haben wir jedoch festgestellt, dass sie häufig zutreffen und helfen können, der Krankheitsursache auf den Grund zu gehen.

Rücken und Wirbelsäule

Unser Rücken, insbesondere die Wirbelsäule, symbolisiert das Stützsystem unseres Körpers und spiegelt wider, wie wir im Leben unterstützt werden – sei es gut oder schlecht. Er trägt buchstäblich und metaphorisch die Lasten, die uns das Leben auferlegt oder die wir uns selbst aufladen.

Krankheiten im Bereich des Rückens oder der Bandscheiben können ein Hinweis darauf sein, dass wir in einer bestimmten Lebensphase nicht die nötige Unterstützung erfahren. Vielleicht fühlen wir uns überladen mit Verantwortlichkeiten oder emotionalen Lasten, die zu einer physischen Manifestation in Form von Rückenschmerzen führen. Der Ausdruck »eine Last auf den Schultern tragen« veranschaulicht die Verbindung zwischen emotionalen Zuständen und körperlichen Symptomen.

Angst, insbesondere die Angst zu versagen, kann ebenfalls eine zentrale Rolle spielen. Dieses tiefsitzende Gefühl kann uns dazu bringen, uns mehr aufzubürden, als wir tragen können, in der Hoffnung, unsere Fähigkeiten unter Beweis zu stellen. Doch anstatt Anerkennung zu gewinnen, resultiert dies oft in physischem und emotionalem Stress, der sich in Rückenproblemen äußert.

Die Botschaft unseres Rückens ist klar: Es geht darum, das Gleichgewicht zwischen Tragen und Getragenwerden zu finden, unsere Grenzen zu erkennen und anzuerkennen, dass es in Ordnung ist, Unterstützung zu suchen und anzunehmen. Indem wir lernen, unsere Lasten zu teilen und auf die Signale unseres Körpers zu achten, können wir Wege finden, sowohl unsere emotionale als auch unsere physische Gesundheit zu stärken.

Arthrose

Arthrose manifestiert sich oft als körperliches Symptom tiefer geistig-mentaler Unbeweglichkeit. Die Versteifung der Gelenke, ihre Härte und eingeschränkte Beweglichkeit spiegeln eine innere Haltung wider, die dem Leben gegenüber festgefahren und unbeweglich ist. Die körperliche Erstarrung ist häufig die Folge eines inneren Widerstands gegen positive Veränderungen. Es mangelt an Vision und Glauben an die Möglichkeit positiver Wandlung.

Die Ursache für Arthrose liegt somit nicht nur in physischen Abnutzungsprozessen, sondern oft auch in einer tief verwurzelten geistigen und emotionalen Haltung. Wer sich innerlich gegen den Fluss des Lebens stellt, gegen das Aufbrechen alter Muster und das Zulassen neuer Möglichkeiten, der findet diese innere Erstarrung letztendlich auch in seinen Gelenken wieder. Die Herausforderung bei der Bewältigung von Arthrose besteht also auch darin, nicht nur die körperlichen Symptome zu behandeln, sondern zugleich innere Flexibilität und Offenheit für Veränderungen zu entwickeln.

Darm

Darmprobleme wie Durchfall und Verstopfung können tiefgreifende emotionale Ursachen haben. Durchfall wird oft mit Angstzuständen in Verbindung gebracht, wie sie etwa vor Prüfungen oder in anderen Stresssituationen auftreten können. Die Redewendung »Schiss haben« spiegelt diese Verbindung zwischen Angst und körperlicher Reaktion direkt wider. Auf der anderen Seite steht Verstopfung symbolisch für das Festhalten und Nicht-loslassen-Können. Der innere Widerstand, etwas oder jemanden gehen zu lassen, manifestiert sich in dem körperlichen Unvermögen, loszulassen.

Diese Analogien weisen darauf hin, wie eng unsere Emotionen und psychischen Zustände mit körperlichen Reaktionen verbunden sind.

Diabetes

Die »Zuckerkrankheit« wird oft metaphorisch verstanden als Zeichen dafür, dass das Leben seine Süße verloren hat. Sie kann als ein tiefer Ausdruck von Trauer und einem allgemeinen Gefühl des

Übergriffs auf das Lebensgefühl betrachtet werden. Diabetes mellitus spiegelt eine Art verdrängte depressive Resignation wider, ein inneres Aufgeben, anstatt aktiv Veränderungen im eigenen Leben zu suchen oder herbeizuführen. Diese Perspektive legt nahe, dass hinter der physischen Manifestation der Krankheit eine tiefere emotionale und psychische Botschaft steckt, die auf eine verlorene Lebensfreude und den Wunsch nach Wiederfinden der inneren Süße hinweist.

Hautkrankheiten

Die Haut, unser größtes Organ, dient als Spiegel unserer Seele und emotionalen Zustände. Oft manifestieren sich Krankheiten der Haut, wenn wir uns innerlich verletzt fühlen, sei es durch Worte, Taten oder Vernachlässigung, und diese Verletzungen tief in uns vergraben. Hautkrankheiten können somit als ein Hilfeschrei unseres Inneren betrachtet werden, als einen Ruf, dass wir uns nach Liebe, Geborgenheit und emotionalem Schutz sehnen.

Bei Kindern kann sich eine Hautkrankheit sogar schon im Mutterleib manifestieren. Ein tiefes, unerfülltes Bedürfnis nach emotionaler Zuwendung und Liebe setzt sich nach der Geburt bzw. in der Kindheit fort und kann sich in Form von Hautkrankheiten wie Neurodermitis ausdrücken, die als seelische Verletzung durch das Umfeld interpretiert werden kann.

Ein weiteres Beispiel ist die Schuppenflechte, die häufig mit lang anhaltenden emotionalen Problemen verknüpft ist, oft in Beziehung zu anderen Menschen oder einer Gruppe. Solche Hauterkrankungen weisen darauf hin, dass ungelöste emotionale Konflikte unter der Oberfläche brodeln, die dringend unserer Aufmerksamkeit und Heilung bedürfen.

Herz

Das Herz, in der Regel als Symbol der Liebe angesehen, spiegelt unsere Selbstliebe, aber auch einen Mangel daran wider. Krankheiten des Herzens, zum Beispiel Herzinfarkte, können auf eine tief verankerte Selbstabwertung hinweisen. Menschen, die von den Glaubenssätzen »Ich bin nicht gut genug« oder »Ich bin nicht okay, so wie ich bin« durchdrungen sind, bestrafen sich manchmal selbst. Diese innere Überzeugung, nicht liebenswert oder nicht gut genug zu sein, setzt den Körper unter enormen Stress und kann das Risiko für Herzkrankheiten erhöhen.

Die Verbindung zwischen Herzerkrankungen und emotionalen Zuständen wie fehlender Selbstliebe zeigt, wie wichtig es ist, unser emotionales Wohlbefinden zu pflegen. Indem wir lernen, uns selbst zu lieben und positive Glaubenssätze zu kultivieren, können wir nicht nur unser Herz schützen, sondern unser gesamtes Wohlbefinden verbessern.

Knie

Unsere Knie, die so oft als Säulen unserer Mobilität und Flexibilität dienen, sind auch ein Resonanzkörper für tiefer liegende emotionale Zustände. Krankhafte Reaktionen der Knie können auf Gefühle der Demütigung, Benachteiligung oder mentale Sturheit hindeuten. Sie signalisieren eine innere Haltung, die Veränderungen ablehnt, selbst wenn diese Veränderungen vom Leben oder von anderen Menschen gefordert werden. Das Knie, oft betrachtet als Sitz unseres Egos, kann Trotzreaktionen manifestieren wie »Ich will nicht nachgeben!«, was uns in Konfliktsituationen verharren lässt.

Die symbolische Bedeutung des Knies, das in vielen Kulturen als Zeichen von Demut und Unterwerfung gesehen wird – man denke an die Geste des Kniefalls –, spiegelt die Verbindung zwischen unserer körperlichen Haltung und unseren innersten Überzeugungen wider. Unsere Knie erzählen Geschichten von Konflikten zwischen Stolz und Demut, von der Weigerung, sich den Gegebenheiten des Lebens anzupassen.

Kopfschmerzen

Kopfschmerzen können oft entstehen, wenn wir uns zu häufig den Kopf über etwas zerbrechen, besonders durch selbstkritische Gedanken oder Überzeugungen, die uns suggerieren, wir seien nicht gut genug, nicht liebenswert oder hätten unsere Ziele und Erwartungen nicht erfüllt. Gedanken wie: »Ich habe es mal wieder vermasselt», »Ich liebe nicht stark genug«, »Ich bin eine schlechte Partnerin/Mutter/Tochter«, oder: »Ich habe mich nicht genug angestrengt und meinen eigenen Ansprüchen nicht genügt«, sind destruktive Botschaften, die wir uns selbst senden.

Diese Form der Selbstaggression, bei der wir uns durch den Schmerz bestrafen, verlangt nach einem sanfteren Umgang mit uns selbst, nach einer Umarmung unserer Unvollkommenheiten und einer Anerkennung unserer menschlichen Grenzen. Der Weg zur Linderung von Kopfschmerzen führt daher nicht nur über Medikamente, sondern auch über eine tiefere Selbstreflexion und die Entwicklung eines wohlwollenderen Dialogs mit uns selbst. Es ist ein Weg, der uns dazu einlädt, die Kontrolle, die sich gegen uns wendet, loszulassen und einen Raum der Akzeptanz und des Selbstmitgefühls zu betreten.

Leber

Verdrängte und nicht verarbeitete Emotionen wie Wut, Aggression, Hass, Groll und Zorn finden einen Nährboden in der Leber und können zu deren Erkrankung führen. Die Redewendungen »Dem ist wohl eine Laus über die Leber gelaufen« oder »Die hat Gift und Galle gespuckt« veranschaulichen, wie eng unsere Sprache die Leber und unsere dunkelsten Emotionen verknüpft.

Eine kranke Leber spricht oft von einem inneren Kampf, von verdrängter Aggression und dem Unvermögen, diese Gefühle auf gesunde Weise auszudrücken. Es ist, als würden wir das, was uns verbittert und wütend macht, in uns hineinfressen, anstatt einen Weg zu finden, es zu verarbeiten und loszulassen. Diese unterdrückten Emotionen vergiften schleichend unser System wie ein Chemiecocktail. Die Leber versucht, das physische Gift aus unserem Körper zu filtern und uns zu schützen.

Die Heilung einer kranken Leber verlangt daher nicht nur nach einer physischen Entgiftung, sondern auch nach einer emotionalen. Es geht darum, einen sicheren Raum zu schaffen, in dem wir lernen, unsere Wut und unseren Groll zu erkennen, anzuerkennen und auf eine Weise auszudrücken, die weder uns selbst noch anderen schadet.

Magen

Der Magen, jenes Organ, das symbolisch für die Verarbeitung unserer Nahrung sowie unserer Erlebnisse steht, reagiert sensibel auf emotionale Belastungen. Krankheiten des Magens entstehen oft, wenn wir Ereignisse, Zustände oder Schicksalsschläge emotional nicht »verdauen« können. Es sind die Gefühle des Herunterschluckens, des Unter-Druck-Stehens, die unseren Magen rebellieren lassen. Der Ausdruck »Das schlägt mir auf den Magen« bringt diese Verbindung zwischen emotionaler Belastung und körperlicher Reaktion treffend auf den Punkt.

Wenn wir uns in einer Situation befinden, die uns überfordert, seien es zwischenmenschliche Konflikte, beruflicher Stress oder andere belastende Ereignisse, neigt unser Körper dazu, die emotionale Last in den Magen zu befördern. Das Ergebnis ist eine Vielzahl von Magenbeschwerden, von der einfachen Verdauungsstörung bis hin zu ernsteren Erkrankungen. Diese Symptome sind ein Ruf unseres Körpers, innezuhalten und die zugrunde liegenden emotionalen Ursachen zu adressieren.

Nieren

Die Nieren, als Beziehungsorgane verstanden, spiegeln oft die Qualität unserer nahen Bindungen wider. Krankheiten der Nieren können ein Signal dafür sein, dass wir uns in wichtigen Beziehungen vernachlässigt oder ungeliebt fühlen, sei es durch Familie, Partner, Kinder oder enge Freunde. Die rechte und linke Niere symbolisiert dabei das »Ich« und »Du«, eine Darstellung der Wechselwirkung zwischen uns selbst und den Menschen, die uns nahestehen.

Wenn wir uns in unseren Beziehungen ungewollt oder missverstanden fühlen, kann dies zu einer emotionalen Belastung führen, die sich körperlich manifestiert. Die Nieren, die in solchen Fällen auf die emotionalen Schmerzen reagieren, können verschiedene Symptome zeigen, von leichten Funktionsstörungen bis hin zu ernsthaften Erkrankungen.

In diesem Kontext geht es darum, die tieferen emotionalen Ursachen zu erkennen und zu adressieren. Das kann bedeuten, offene Gespräche zu führen, an unseren Beziehungen zu arbeiten oder gegebenenfalls professionelle Hilfe in Anspruch zu nehmen, um die emotionalen Wunden zu heilen. So wie die Nieren das Blut filtern und reinigen, können wir auch unser emotionales Wohlbefinden »klären«, indem wir uns um unsere Beziehungen und die damit verbundenen Gefühle kümmern.

Krebs

Krebs wird oft als körperliche Manifestation aggressiven und destruktiven Verhaltens verstanden, wobei eigene Zellen begonnen haben, sich gegen den Körper zu wenden. Dieser Vorgang kann durch eine Vielzahl emotionaler Belastungen ausgelöst werden, darunter Frustration, Aggression, Angst und negative Glaubenssätze, die bewusst verdrängt werden. Solche emotionalen Zustände können dazu führen, dass sich der Körper gegen sich selbst richtet und die Krebszellen überhandnehmen.

Tiefsitzende Schuldgefühle, die als Form der Selbstbestrafung angesehen werden, sowie Enttäuschung und tiefe Trauer können spezifische Organe wie den Darm, den Magen, die Bauchspeicheldrüse oder die Brust befallen. Eine grundlegende Resignation und das Gefühl, »genug vom Leben zu haben«, werden häufig mit Lungenkrebs in Verbindung gebracht.

Bei der Diagnose von Krebs ist es wichtig zu untersuchen, welches Organ zuerst betroffen war, und die emotionalen und psychologischen Zustände der Person in den Jahren vor dem Ausbruch der Krankheit zu betrachten. Heilung kann durch das Bewusstmachen und Bearbeiten der verdrängten Gefühle, insbesondere der Aggressionen, erfolgen. Das Aufdecken und Verarbeiten dieser tiefliegenden emotionalen Ursachen kann ein wichtiger Schritt auf dem Weg zur Genesung sein.

Die Betrachtung von Krebs aus dieser Perspektive bietet einen ganzheitlichen Ansatz, der nicht nur die physischen, sondern auch die emotionalen und mentalen Aspekte der Krankheit berücksichtigt. Es geht darum, ein tieferes Verständnis für die komplexen Zusammenhänge zwischen Körper, Geist und Emotionen zu entwickeln und auf dieser Basis einen Weg zur Heilung zu finden.

Burn-out

Burn-out manifestiert sich oft als Ergebnis unterdrückten Widerstands und dauerhaften Durchhaltens trotz emotionaler, physischer oder mentaler Schmerzen. Kern dieses Zustands sind häufig Versagensängste. Viele der Personen, die an Burn-out leiden, haben ihre Identität und ihr Selbstwertgefühl eng an ihre berufliche Leistung und die damit verbundene Anerkennung geknüpft. In den sogenannten »Burn-out-Camps« mit der Steffen Lohrer Stiftung und der Stiftung AUSWEGE (hilft chronisch Kranken, bei denen die Schulmedizin an Grenzen stößt) hat sich während der Arbeit mit Betroffenen immer wieder gezeigt, dass unterbewusste Glaubenssätze wie »Ich bin nicht gut genug« oder »Ich muss perfekt sein, um geliebt zu werden« bei Burn-out sehr dominant sind. Diese unterbewussten Überzeugungen sind oft nicht sofort erkennbar, besonders da die Betroffenen nach außen in ihrem beruflichen Leben durchaus sehr erfolgreich wirken.

Die Heilung von Burn-out erfordert ein fundamentales Umdenken und Umstrukturieren der eigenen Prioritäten und Werte. Es gilt, Treue nicht mehr primär gegenüber der Arbeit, sondern gegenüber sich selbst zu leben.

Ein wesentlicher Schritt in diesem Prozess ist die buchstäbliche »Lösung«: das Loslassen von überhöhten Ansprüchen an sich selbst, das Loslassen der Identifikation mit beruflichen Erfolgen als alleiniger Quelle des Selbstwerts und das Loslassen von Arbeitsmustern, die langfristig zur Selbstausbeutung führen.

Die Umorientierung hin zu einem Leben, in dem Selbstfürsorge, persönliche Grenzen und das eigene Wohlbefinden im Vordergrund stehen, bildet den Schlüssel zur Überwindung von Burn-out. Es erfordert die Bereitschaft, sich selbst und die eigenen Bedürfnisse ernst zu nehmen, sowie die Fähigkeit, Nein zu sagen – sowohl gegenüber anderen als auch gegenüber inneren Antreibern.

In diesem Prozess kann die Unterstützung durch Therapie, Coaching oder Selbsthilfegruppen von entscheidender Bedeutung sein, um neue Strategien für den Umgang mit Stress zu entwickeln und eine gesündere Balance zwischen Arbeit und Privatleben zu finden.

In diesem Kontext möchten wir dir das **Matthias Vette Mentoring Programm** ans Herz legen. Es zielt darauf ab, die tief verankerten Muster und Glaubenssätze, die zur Erschöpfung und zu Burn-out führen, zu erkennen und aufzulösen. Das Mentoring Programm hilft dir, dich selbst auf mentaler, emotionaler und energetischer Ebene wieder vollständig zu spüren und zu verbinden. Dies ist der Schlüssel zu einem Leben voller Selbstbestimmung, Erfolg, Gesundheit, Zufriedenheit und Liebe. Das Programm kombiniert Bewusstseinstechniken, die ein Leben in seiner idealsten Form ermöglichen, mit der Auflösung erlernter Muster und Glaubenssysteme, die bislang die volle Potenzialentfaltung verhindert haben. Durch das Mentoring erfährst du innere und äußere Freiheit, pure Lebensenergie und Freude sowie die Fähigkeit, dein Leben selbst zu gestalten und alte Muster hinter dir zu lassen. Das kann dir helfen, die Verbindung zu dir selbst wiederherzustellen und ein erfülltes, selbstbestimmtes Leben zu führen.

Bist du bereit, diesen Weg zu gehen und tiefgreifende Veränderungen in deinem Leben zu bewirken? Das Matthias Vette Mentoring Programm bietet dir eine effektive und nachhaltige Möglichkeit, dein Wohlbefinden zu steigern und dein volles Potenzial zu entfalten.

Buche dir hier dein unverbindliches Erstgespräch!

termin.matthiasvette.de

KAPITEL 3

DIE MENTALE EBENE

In diesem Kapitel möchten wir die Funktionsweise unseres Gehirns, unserer Gedanken sowie deren Einfluss auf unser tägliches Leben und unsere Gewohnheiten beleuchten.

Unser Gehirn, das als unverzichtbarer Sitz unserer Persönlichkeit fungiert, ist für alle körperlichen Funktionen und Prozesse verantwortlich. Es filtert und speichert jede Sekunde Tausende von Reizen und verarbeitet sie blitzschnell über hundert Billionen Synapsen, was unsere Fähigkeit, ohne bewusste Anstrengung zu funktionieren, enorm steigert.

Ein besonders faszinierender Aspekt unseres Gehirns ist seine Plastizität – seine Fähigkeit, sich ständig zu verändern und anzupassen. Wie bei körperlichem Training, wo Bewegungen durch ständige Wiederholung perfektioniert werden, geschieht auch mentales Training durch die kontinuierliche Wiederholung von Gedanken und Überzeugungen. Dies hilft, neue neuronale Pfade im Gehirn zu festigen, ähnlich wie Trampelpfade, die durch häufiges Begehen entstehen und bevorzugt genutzt werden. Dadurch werden unsere Reaktionsmuster und Verhaltensweisen geformt, die überwiegend unser tägliches Handeln bestimmen.

Das Unterbewusstsein als der unkontrollierte Teil unseres Selbst bildet ungefähr 95 Prozent unserer Gedanken und hat somit einen entscheidenden Einfluss auf unser Glück und unseren Erfolg. Es zieht uns in unserem Bestreben, ganzheitlich gesund zu werden und zu bleiben, immer wieder zurück. Negative Gedankenmuster können zu chronischem Stress führen, der wiederum gesundheitsschädlich ist. Deshalb ist es entscheidend, durch mentales Training positive Einstellungen und Überzeugungen zu fördern, die nicht nur unser Denken, sondern auch unsere Gesundheit positiv beeinflussen.

Im Folgenden werden wir untersuchen, wie frühe Erfahrungen unsere Grundüberzeugungen formen, die sich als automatisierte Gedanken und unterbewusste Glaubenssätze manifestieren und unser Handeln sowie unsere Gesundheit nachhaltig beeinflussen. Durch das Verständnis und die bewusste Steuerung unserer mentalen Inhalte können wir nicht nur negative Gedankenmuster durchbrechen, sondern auch unseren gesamten Umgang mit Stress verbessern, was wiederum entscheidend für eine ganzheitliche Heilung und ein erfülltes Leben ist.

Um unterbewusste Glaubenssätze zu identifizieren, die uns von einem erfolgreichen und glücklichen Leben abhalten, können verschiedene Techniken angewandt werden. Eine effektive Methode ist die **Reflexion unserer vergangenen Erlebnisse, Gefühle und Tätigkeiten,** insbesondere jener, die wir in dieser Form nicht mehr erleben möchten. Indem wir uns unangenehme Situationen vor Augen führen, von denen wir wissen, dass wir dabei negative Emotionen erlebt haben oder immer noch erleben, können wir Bereiche identifizieren, in denen Widerstände und Blockaden spürbar sind. Diese können in verschiedenen Lebensbereichen auftreten – in finanziellen Angelegenheiten, familiären Beziehungen, beruflichen Situationen – oder auch in Bezug auf unseren Charakter, unser Verhalten, unseren Körper und unsere Gesundheit.

Nach einer genauen Betrachtung dieser Bereiche und der damit verbundenen Gefühle, Erlebnisse und Handlungen können wir uns fragen, was wohl unsere unbewussten Gedanken waren, die die Emotionen ausgelöst haben. Der Schlüssel liegt darin, den Glaubenssatz zu identifizieren, der hinter den Widerständen steht und uns davon abhält, bestimmte Erfahrungen zu machen.

Beispielsweise kann das Erröten in einer unangenehmen Situation darauf hinweisen, dass man sich innerlich mit Gedanken wie »Ich werde mich sicher blamieren« oder »Ich schaffe das nicht« abwertet, sodass Schamgefühle hervorgerufen werden.

Ein möglicher weiterer Schritt besteht darin, **den identifizierten Glaubenssatz zu hinterfragen, indem wir ihm ein »weil« anhängen,** um tiefer in die Ursachen unserer Überzeugungen einzudringen. Dieser Prozess hilft uns, die Wurzeln unserer Glaubenssätze zu erkunden und zu verstehen, warum wir bestimmte Dinge glauben und wie sie unser Leben beeinflussen.

Nehmen wir als Beispiel den Glaubenssatz »Ich kann keine erfolgreichen Beziehungen führen«. Indem wir diesem Satz ein »weil« anhängen, dringen wir zu tieferen Überzeugungen oder Erfahrungen vor, die diesen Glauben stützen. Vielleicht kommen wir zu dem Schluss: »Ich kann keine erfolgreichen Beziehungen führen, weil ich in der Vergangenheit verletzt wurde und glaube, dass ich es nicht verdiene, glücklich zu sein.«

Steigen wir noch tiefer ein: »Mein Chef darf mich nicht kritisieren.« Die Frage ist, welche Ängste sich hinter diesem Glaubenssatz verbergen. »Mein Chef darf mich nicht kritisieren, *weil* ich dann rot werde. Ich darf nicht rot werden, *weil* ich dann Gefühle zeige. Ich darf keine Gefühle zeigen, *weil* das nur Schwächlinge tun. Ich darf kein Schwächling sein, *weil* dann jeder denkt, dass ich nicht gut genug bin.« Der letzte Satz ist der Glaubenssatz, der einen in Wirklichkeit davon abhält, gesund, glücklich und erfolgreich zu sein.

Der erste Satz hat mit dem eigentlichen Problem nur indirekt zu tun. Die Kritik des Chefs ist bloß der Auslöser.

Lass uns eine weitere Methode betrachten, mit der wir **den Ursprüngen unserer Glaubenssätze auf den Grund gehen** können.

Vervollständige diesen Satz:

»Mein Vater sagte immer: ›...‹«

Gibt es negative Themen, die dein Vater häufig angesprochen hat, Worte, die sich, wenn du sie dir heute vergegenwärtigst, nicht (bzw. nicht mehr) gut anfühlen? Hat er dich für bestimmte Dinge regelmäßig kritisiert?

Oder aber:

»Meine Mutter lehrte mich: ›...‹«

Welche dieser Lehren, die du aus deiner Kindheit mitgenommen hast, fühlen sich heute nicht (bzw. nicht mehr) richtig an?

Ein weiterer Satz, den du vervollständigen kannst, lautet:

»Der Lieblingsspruch meiner Großeltern war: ›...‹«,

oder aber auch:

»Eine Lehre, die ich seitdem befolge, heißt: ›...‹«

Vervollständigst du diese Sätze, gelangst du automatisch zu den Wurzeln eines Glaubenssatzes.

Auch wenn diese Aussagen an dich gerichtet waren, haben sie im Grunde oft nicht viel mit dir zu tun. Sie kommen von anderen, aus der emotionalen Welt deiner Eltern oder Großeltern. Sie haben diese Gedanken an dich weitergegeben, in der Hoffnung, dich vor negativen Erlebnissen zu schützen oder dich zu einem Menschen zu erziehen, der in ihrer Welt funktioniert. Dass ihre Welt letztendlich nicht deine Welt ist, begreifst du leicht, wenn du Frage für Frage weiter in die Tiefe schreitest und irgendwann feststellst, dass dieser Glaubenssatz nicht zu dir gehört. Er wurde dir auferlegt.

Eine weitere Methode, um zu unseren Glaubenssätzen vorzudringen und sie greifbar zu machen, besteht darin, **unsere innere Reaktion auf bestimmte Sätze zu beachten.** Diese Übung hilft uns, bewusst zu erkennen, wie bestimmte Überzeugungen uns auf emotionaler und körperlicher Ebene beeinflussen. Indem wir Sätze wie »Ich bin nicht okay, wie ich bin« oder »Ich bin nicht gut genug« in Gedanken wiederholen oder laut aussprechen, können wir beobachten, ob und wie unser Körper darauf reagiert. Fühlen wir uns eingeengt, angespannt oder verkrampft sich etwas in uns?

Versuch es doch einmal, indem du folgende Sätze laut vorliest, und spüre jeweils anschließend, wie dein Körper darauf reagiert.

»Ich bin nicht gut genug.«
»Ich bin nicht gewollt.«
»Ich gehöre nicht dazu.«
»Ich kann das nicht.«
»Ich schaffe das nicht.«
»Ich bin ein Versager.«
»Ich bin wertlos.«
»Ich darf nicht glücklich sein.«
»Ich habe es nicht verdient, erfolgreich zu sein.«

Indem wir unsere körperlichen Reaktionen beobachten, können wir die Sätze identifizieren, die die stärkste negative Resonanz in uns hervorrufen. Diese Sätze sind oft im Unterbewusstsein vergraben und hindern uns, ein erfülltes Leben zu führen. Sie können uns blockieren und davon abhalten, erfolgreich, gesund, glücklich und gelassen zu sein.

Die Auseinandersetzung mit den identifizierten Glaubenssätzen ist ein wichtiger Schritt, um hinderliche Überzeugungen zu erkennen und letztlich zu transformieren. Es geht darum, zu verstehen, welche Überzeugungen uns negativ beeinflussen, und aktiv daran zu arbeiten, sie zu ändern bzw. loszulassen. Dieser Prozess ermöglicht es uns, bewusster und freier zu leben, indem wir die Kontrolle über unsere innere Welt zurückgewinnen und uns nicht länger von unbewussten Glaubenssätzen leiten lassen.

»Vergiss es nicht, Mensch!
Alles, was du bist, alles, was du willst,
alles, was du sollst, geht von dir selbst aus.«
Johann Heinrich Pestalozzi

Nachdem wir nun in der Lage sind, Glaubenssätze zu identifizieren, müssen wir noch die Fähigkeit erlernen, **Glaubenssätze zu transformieren.**

Hierzu nehmen wir uns zuerst den Glaubenssatz vor, der in unserem Leben wahrscheinlich am stärksten wirkt und uns in der Hauptsache daran hindert, ein Leben in Fülle und Freiheit, in Gesundheit und Erfolg zu führen. Befindest du dich auf dem Weg, diesen Glaubenssatz zu transformieren, **nimm den damit verbundenen Gedanken, dieses Gefühl, noch einmal ganz bewusst und ohne Bewertung wahr.** Betrachtest du deinen Glaubenssatz ohne Verurteilung einfach nur als das, was er ist, wirst du im nächsten Schritt leicht herausfinden, wie er dich begrenzt und wovon er dich abhält.

Durch diesen Perspektivwechsel ist es möglich, die Wirkungsketten und -zusammenhänge unserer Glaubenssätze zu erkennen. Das wiederum hilft uns zu verstehen, welche Auswirkungen und Konsequenzen das Festhalten an bestimmten Glaubenssätzen für unser Denken, Fühlen und Handeln hat. Jeder Glaubenssatz kann unser Verhalten im Alltag und die damit verbundenen Emotionen beeinflussen. Indem wir uns fragen, welche Emotionen wir mit einem bestimmten Glaubenssatz verbinden und wie er sich auf unser Verhalten auswirkt, können wir die Folgen für unser gesamtes Leben erkennen.

Überlege einmal, welche Konsequenzen es für dein Leben in den kommenden drei Jahren haben könnte, wenn du einen negativen Glaubenssatz unbewusst mit dir herumträgst. Deine Antworten auf diese Frage enthüllen ein Muster von Konsequenzen! Erkennst du aber auch das Potenzial einer Veränderung dieses hinderlichen Glaubenssatzes?!

Durch das Erkennen der Muster und der damit verbundenen Konsequenzen entsteht oftmals eine innere Motivation, diese Verhaltensweisen zu transformieren, um positive Veränderungen in unserem Leben zu bewirken. Es geht darum, hinderliche Überzeugungen zu identifizieren und zu verstehen, wie sie uns beeinflussen, damit wir sie letztlich durch förderlichere Gedanken und Überzeugungen ersetzen können.

Vor der Transformation ergibt es Sinn, den Glaubenssatz, der vermutlich schon lange in unserem Unterbewusstsein sitzt, auf den Prüfstand zu stellen: Wir fragen uns, **ob dieser Satz überhaupt real und wahr ist. Woher kommt er, und wo hat er seinen Ursprung?** Vielleicht erinnern wir uns sogar daran, seit wann wir diesen Satz mit uns herumtragen. Stammt er vielleicht aus unserer Kindheit? Ist er entstanden, da Lehrer, Eltern, Großeltern oder andere Menschen uns kritisiert haben?

Eine weitere wichtige Frage ist, wie uns dieser Glaubenssatz in der Vergangenheit gedient hat: **Brachte er uns einen Nutzen, einen Vorteil?** Wenn wir uns beispielsweise den Glaubenssatz »Ich bin nicht gut genug« zu eigen gemacht haben, trauen wir uns einerseits bestimmte Dinge gar nicht erst zu – was das Risiko des Scheiterns natürlich andererseits deutlich verringert.

Noch wichtiger ist die Frage: **Dient uns der Glaubenssatz nach wie vor?** Ziehen wir daraus immer noch einen Nutzen für unser Leben, sodass wir diesen Satz gerne mit uns herumtragen, und das seit Jahren?

Die nächste Frage auf dem Weg zur Transformation unserer Glaubenssätze lautet: **Haben wir die Konsequenzen satt?** Können wir den Satz loslassen? **Vor allem aber: Wollen wir den Satz loslassen und unser Leben transformieren? Wie würde sich das Leben ohne den Glaubenssatz anfühlen?** Welches Grundgefühl breitet sich in unserem Inneren aus, wenn dieser Glaubenssatz nicht mehr Teil unseres Lebens ist? Können wir ohne diesen Satz auskommen? **Sind wir bereit, jetzt, in diesem Moment, loszulassen?**

Falls wir Gründe gefunden haben, warum uns der Glaubenssatz noch dient, von dem wir uns eigentlich durch Transformation verabschieden wollen, sollten wir uns dringend mit den Gründen dafür beschäftigen und uns fragen, wie wir es schaffen können, ohne diesen Satz auszukommen.

»Alles, was wir jetzt sind,
ist das Resultat unserer Gedanken.«

Buddha

Glaubenssätze reflektieren nie die objektive Wahrheit, sondern sind Überzeugungen, die wir von anderen übernommen haben. Deshalb ist es wichtig, sie regelmäßig auf den Prüfstand zu stellen. Wie viel Wahrheit steckt tatsächlich in ihnen? Sind unsere Glaubenssätze wirklich (noch) wahr?

Durch Fragen dieser Art können wir weiter eintauchen und in unserem Leben nach Beweisen dafür suchen, dass die meisten unserer negativen Glaubenssätze nicht (mehr) stimmen. Ganz konkret machen wir nun mit jedem einzelnen Glaubenssatz den Reality Check. Für jede Lebensphase, sei es Kindergarten, Schule, Beruf, Studium, und für verschiedene Lebensbereiche wie Familie oder Hobbys hinterfragen wir nun, inwiefern der jeweilige Glaubenssatz, der uns bisher von einem Leben in Fülle, Glück, Gesundheit und Erfolg abgehalten hat, wirklich zutrifft.

Nehmen wir erneut den Glaubenssatz »Ich bin nicht gut genug« als Beispiel. Indem wir ihn beim Reality Check auf den Prüfstand stellen und uns gezielte Fragen stellen wie: »Wo in meinem Leben war ich doch gut genug?«, oder: »In welchen Bereichen habe ich Erfolge erzielt, trotz anfänglicher Zweifel?«, beginnen wir, seine Gültigkeit zu hinterfragen.

Nimm dir mindestens 15 Minuten Zeit, um in deinem eigenen Leben Beweise dafür zu finden, dass du in verschiedenen Situationen und Beziehungen durchaus »genug« warst.

Diese Herangehensweise soll dich ermutigen, deine vergangenen Erfahrungen zu reflektieren und **nach Momenten zu suchen, in denen dein Glaubenssatz offensichtlich nicht der Realität entsprach.** Frage dich abschließend: Zu wie vielen Teilen ist dein Glaubenssatz heute noch immer wahr? Zu 20, zu 40 oder vielleicht sogar zu 60 Prozent? Oder stellst du fest, er ist zu 100 Prozent falsch?

Diese Erkenntnis führt zu einer weiteren wichtigen Entscheidung: Möchten wir einen Glaubenssatz, der nur teilweise oder gar nicht (mehr) der Wahrheit entspricht, weiterhin mit uns tragen? Oder ist es möglicherweise an der Zeit, ihn loszulassen? Jeder Mensch kann für sich selbst entscheiden, welche Überzeugungen er in sein Leben integrieren möchte, um sein volles Potenzial zu entfalten und ein erfülltes Leben zu führen.

Nachdem wir erkannt haben, dass viele unserer Glaubenssätze, die uns bisher von einem glücklichen Leben in Fülle, Freiheit, Gesundheit und Erfolg abgehalten haben, nur teilweise oder gar nicht der Wahrheit entsprechen, stehen wir vor der Chance, einen bedeutenden Schritt zu unternehmen:

Wir können uns entscheiden, die alten Überzeugungen hinter uns zu lassen und neue Glaubenssätze zu bilden, die besser zu unserer neuen Wahrheit passen.

Dieser Prozess beginnt mit der Vorstellung, welcher Glaubenssatz besser zu uns und zu den Beweisen und Belegen passt, die wir über uns gesammelt haben. Wir fragen uns, welche neuen Sätze eine tiefere Stimmigkeit und Ganzheit in uns hervorrufen und unserer tatsächlichen Wahrnehmung des Lebens entsprechen. Statt an alten Glaubenssätzen festzuhalten, suchen wir nach Aussagen, die unsere Erkenntnisse und unser neues Selbstverständnis möglichst optimal widerspiegeln.

Um neue, gehirngerechte Glaubenssätze zu gestalten, die effektiv in dein Unterbewusstsein eingebettet werden können, musst du sie bewusst formulieren und eine starke positive Emotion damit verbinden. **Die Transformation wird effektiver, wenn es dir gelingt, ein klares Bild von dir selbst zu erzeugen und die damit verbundenen Emotionen intensiv zu spüren. Der Schlüssel zur erfolgreichen Verankerung neuer Glaubenssätze liegt darin, den Gedanken möglichst realitätsnah zu gestalten, sodass er mit dem wahren Selbst im Einklang steht.** Beachte dabei die folgenden Regeln:

1. Verwende »ich« oder »mir« in deinen Affirmationen. Du bist der Adressat der Botschaft, was die Identifikation mit dem neuen Glaubenssatz verstärkt.

2. Formuliere die Sätze so, dass sie leicht zu merken sind und eine motivierende Wirkung haben. Kurze, prägnante Sätze kann das Gehirn leichter aufnehmen und verarbeiten.

3. Vermeide Verneinungen. Wähle Worte, die positiv und aufbauend sind. Das Gehirn tendiert dazu, positive Formulierungen besser zu speichern und umzusetzen.

4. Formuliere Glaubenssätze immer in der Gegenwart. Aussagen im Hier und Jetzt fördern die Identifikation und das Gefühl, dass die gewünschte Veränderung bereits im Gange ist.

Zum Beispiel kann der ursprüngliche Satz »Ich bin nicht gut genug« transformiert werden in etwas Positives und Stärkendes wie: »In den Dingen, die mir wichtig sind, bin ich durchaus gut«, oder: »Ich bin okay, so wie ich bin.« Diese neuen Sätze sollten sich sehr viel besser anfühlen und auf eine Weise mit uns resonieren, die Heilung und Selbstakzeptanz fördert.

Wenn wir diese neuen Glaubenssätze laut aussprechen, spüren wir die Resonanz in unserem Körper und erkennen, ob sie sich stimmig anfühlen. Durch Anpassungen und Verfeinerungen des Satzes können wir eine Formulierung finden, die uns authentisch erscheint. Selbst kleine Änderungen, beispielsweise die Ergänzung »mehr und mehr« im Satz »Ich nehme mich mehr und mehr an«, können eine große Wirkung entfalten, indem sie den Prozess der Selbstannahme als einen fortschreitenden Weg darstellen, der mit der Zeit geschieht.

Ein Satzbeginn wie »Ich erlaube mir …« oder »Ich darf …« kann sich ebenfalls stimmiger anfühlen. Sätze wie: »Ich erlaube mir, immer glücklicher zu sein«, oder: »Ich darf mich immer wohler fühlen«, unterstützen uns dabei, uns selbst die Erlaubnis für positive Veränderungen zu geben, in unsere Kraft zu kommen und unser Leben aktiv zu gestalten.

Indem wir uns bewusst für Glaubenssätze entscheiden, die uns unterstützen und stärken, können wir unser Leben in eine positive Richtung lenken und Schritt für Schritt ein erfüllteres Dasein verwirklichen.

Oft fühlt sich ein neuer Glaubenssatz zunächst allerdings überhaupt nicht stimmig an, weil er vielleicht in direktem Widerspruch zu unseren alten Überzeugungen steht. Unser Widerstand ist ein starkes Indiz dafür, dass der neue Glaubenssatz tiefgreifende Veränderungen in unserem Denksystem anstoßen kann. Die Herausforderung besteht darin, das Unbekannte und Neue zu akzeptieren, das uns wachsen lässt. Der zunächst unangenehme Glaubenssatz ist sehr oft besonders wertvoll, weil er den Weg für eine bedeutende persönliche Entwicklung ebnet.

Der Schlüssel zum Verankern eines neuen Glaubenssatzes liegt in der Verknüpfung mit einer starken positiven Emotion. Die Kunst besteht darin, diese Emotionen so intensiv zu erleben und zuzulassen, dass die daraus resultierende biochemische Reaktion die Transformation beschleunigt. Indem wir bewusst positive Gefühle mit dem neuen Glaubenssatz verbinden, fördern wir eine starke neuronale Verankerung. Wichtig ist nun, dass sich die neuen Glaubenssätze im Alltag in unserem Unterbewusstsein manifestieren können, damit wir den Zustand in der neuen Energie, in diesem heilsamen Sein, auch halten werden. Dazu setzen wir im Alltag ein Fundament, sodass sich die neuen Glaubenssätze in der Zukunft festigen. Denn im Hier und Jetzt, mit der Kraft und Energie unserer inneren Wahrheit, ist alles möglich.

Wir haben negative Glaubenssätze auf den Prüfstand gestellt, sie aufgelöst und in konstruktive, positive Sätze transformiert. Dies sollten wir nun Tag für Tag vertiefen. Unser Gehirn lässt sich nämlich sehr gut trainieren: Die Milliarden Synapsen, die alle miteinander verbunden sind, lassen sich ein Leben lang neu ordnen.

Die alten Verbindungen und Verknüpfungen unserer bisherigen Glaubenssätze lassen sich auflösen, indem wir drei wichtige Schritte gehen, die wir im Folgenden erläutern.

Den ersten Schritt, nämlich **dem Gehirn neue Lerninhalte zu präsentieren,** haben wir erfüllt, indem wir einen neuen Glaubenssatz formuliert haben, frisch transformiert aus den alten Sätzen, die uns bisher an unserer Entwicklung gehindert haben. Das Gehirn verknüpft sich neu, wenn es etwas Neues lernt und diese Information oft wiederholt wird. Noch besser funktionieren das Abspeichern und Neuverknüpfen, wenn die neuen Inhalte von einer Emotion begleitet werden.

Als nächsten Schritt integrieren wir den neuen Glaubenssatz in unseren Alltag durch **regelmäßige Wiederholung.** Üben wir ihn täglich ca. 3–4 Minuten über 3–6 Wochen hinweg, hilft das, unser Denkmuster zu verändern und somit unser Verhalten und unsere gesamte Ausstrahlung nachhaltig zu beeinflussen.

Ein Schlüsselelement in diesem Prozess sind die Emotionen, die wir mit dem neuen Glaubenssatz verbinden. Die tiefe emotionale Verbindung verstärkt die Wirkung des neuen Glaubenssatzes. Je intensiver wir uns mit den positiven Emotionen, die der neue Satz in uns auslöst, beschäftigen, desto stärker und dauerhafter prägt er sich in unserem Bewusstsein ein. Wie fühlt sich dieser Satz an? Welche Auswirkungen hat er für uns? Was für ein Mensch sind wir mit diesem neuen Satz?

Steigern wir dieses Gefühl, so können wir noch tiefer gehen und fragen:

- Was würde jemand tun, der diesen neuen Glaubenssatz tatsächlich glaubt und danach lebt?
- Welche Aktivitäten im Beruflichen, aber auch im Privaten würde ich mit diesem neuen Satz unternehmen?
- Was würde ich in den nächsten Tagen ganz konkret anders machen, wenn dieser Satz für mich stimmig ist?
- Was ändert sich dadurch in meinem Leben?

Nachdem wir nun gespürt haben, wie andersartig sich die mit dem neuen Glaubenssatz einhergehende Energie anfühlt, können wir weitergehen. Mit dieser Energie können wir uns nun vornehmen, was wir in den kommenden Tagen ganz konkret verändern möchten: Wie sehen die konkreten Schritte im Familien- und Berufsleben aus, die wir jetzt mit der neuen Energie, die uns der neue Glaubenssatz liefert, umsetzen möchten? Wichtig ist hierbei, zu spüren, wie sich das Ganze anfühlt.

Zum Abschluss können wir uns **einen Anker suchen.** Ein Anker kann zum Beispiel eine **Bewegung oder Geste** sein. Wir können unsere Hände in die Gebetsstellung bringen, sie aneinanderhalten. Oder wir strecken unsere Arme in die Luft und ballen unsere Hände zu kraftvollen Fäusten. Vielleicht legen wir unsere Hand auf unser Herz. Dabei denken wir an unseren neuen Glaubenssatz.

Sooft wir diesen Satz in unserer Vorstellung denken und dabei die Hände in die Stellung bringen, wird uns das helfen, uns an das Gefühl und an die neuartige Energie zu erinnern, die wir mit dem Satz verbinden. Dies nennt man eine **Affirmation.**

»Jeder einzelne unserer Gedanken gestaltet unsere Zukunft.«

Louise L. Hay

Es geht darum, zu erkennen, inwiefern unser neuer Glaubenssatz wirklich zu uns passt und ob wir bereit sind, alte, einschränkende Überzeugungen loszulassen. Indem wir uns fragen, wie unser Leben ohne den alten Glaubenssatz aussehen könnte und ob wir bereit sind, diesen Schritt zu gehen, öffnen wir uns für die Möglichkeit eines erfüllten Lebens in Liebe, Frieden und Gesundheit.

Dieser Weg erfordert Geduld und Beständigkeit, doch er ermöglicht uns letztlich, unser Leben bewusst zu gestalten und unsere Träume mit neuer Energie und Überzeugung zu verfolgen.

Die Kraft der Gedanken

Stellen wir uns eine Zitrone vor, deren Schale herrlich gelb leuchtet. Wir schneiden die Zitrone in der Mitte durch. Allein die Vorstellung, wie du diese Zitrone in den Händen hältst und den Saft herauspresst, wird deinen Speichelfluss anregen. Es ist gar keine »echte« Frucht nötig, um eine Reaktion in deinem Körper hervorzurufen. Der Gedanke daran reicht vollkommen aus.

Eine ähnlich beeindruckende Demonstration der Kraft unserer Gedanken liefert eine Studie der Universität Princeton. Dort wurden identische Pflanzen in zwei verschiedenen Räumen platziert. In Raum A wurden die Pflanzen ausreichend mit Wasser versorgt, allerdings lediglich durch ein automatisches Bewässerungssystem. In Raum B hingegen wurden sie von Menschen gegossen, die dabei viel Liebe und positive Energie ausstrahlten. Interessanterweise wuchsen die Pflanzen in Raum B, beeinflusst durch die positiven Energien und Gedanken der Menschen, deutlich schneller als jene in Raum A, die nur Wasser bekamen. Das Experiment zeigt, dass das menschliche Bewusstsein eine direkte Auswirkung auf das Wachstum der Pflanzen hatte, und veranschaulicht die immense Kraft, die in unseren Gedanken steckt.

Der Mensch besitzt die Fähigkeit, unglaubliche Kräfte in sich zu mobilisieren und immense Selbstheilungskräfte zu aktivieren. Ein beeindruckendes Beispiel dafür ist das Laufen über glühende Kohlen. Tausende Experimente haben gezeigt, dass Personen, die sich mental auf diese Herausforderung vorbereiten und sich zum Beispiel vorstellen, nur über kühles Moos zu laufen, tatsächlich unverletzt über die glühenden Kohlen gehen können. Diese Erfolge beweisen, dass allein durch die Kraft der Gedanken und eine sorgfältige mentale Vorbereitung enorme Selbstheilungsprozesse in Gang gesetzt werden können.

Diese erstaunliche Kraft der Vorstellung zeigt sich auch in Placebo-Studien, etwa bei der Behandlung von Kopfschmerzen.[8] In einer der Studien wurden Probanden in zwei Gruppen aufgeteilt: Gruppe A erhielt ein herkömmliches Aspirin, während Gruppe B eine Pille bekam, die identisch aussah, aber nur eine Kochsalzlösung enthielt. Erstaunlicherweise berichteten 30 bis 35 Prozent der Teilnehmer in Gruppe B, dass ihre Kopfschmerzen nachgelassen hatten – allein durch den Glauben, eine wirksame Kopfschmerztablette eingenommen zu haben.

Ein weiteres besonders beeindruckendes Beispiel für den Placebo-Effekt wurde in einer anderen Studie an der Universität Princeton festgestellt, die sich mit Kniearthroskopie befasste:[9] Patienten mit Kniearthrose wurden entweder einer echten chirurgischen Behandlung oder einer Scheinoperation unterzogen. Die Ergebnisse zeigten, dass die Patienten der Placebo-Gruppe, die nur eine Scheinoperation erhalten hatten, ähnliche Verbesserungen hinsichtlich Schmerzen und Funktionalität des Knies berichteten wie die Patienten, bei denen echte chirurgische Eingriffe vorgenommen wurden.

Diese Studie ist ein markantes Beispiel dafür, wie der Glaube an die Wirksamkeit einer Behandlung – in diesem Fall einer Operation – die Wahrnehmung von Schmerzen und die Verbesserung der Funktion beeinflussen kann.

Die immense Macht unserer Gedanken, sowohl heilende Energien zu mobilisieren als auch Selbstheilungsprozesse zu initiieren, ist bemerkenswert. Es ist jedoch ebenso wichtig zu erkennen, dass eine negative Ausrichtung unserer Gedankenwelt gleichermaßen schädliche Auswirkungen haben kann und gesundheitliche Probleme begünstigt oder verstärkt. Letztendlich hängt es von der Richtung unserer Gedanken ab, ob wir uns einem positiven oder negativen Einfluss aussetzen.

Die Entscheidung liegt bei uns: Wählen wir den Weg des Positiven oder des Negativen? Unsere Gedanken halten das Zünglein an der Waage und bestimmen, welchen Einfluss sie auf unser Wohlbefinden und unsere Gesundheit haben.

Laut weiteren Studien steigt allein durch das Lesen der Nebenwirkungen eines Medikaments die Wahrscheinlichkeit, dass die unerwünschten Begleiterscheinungen tatsächlich auftreten.[10] In dem Moment, in dem wir unser System mit negativen Möglichkeiten füttern, verändert sich natürlich auch unsere Frequenz, damit verbunden unsere Energie, und automatisch ziehen wir gewisse Dinge im Außen an, die uns nicht guttun und uns krank machen.

Eindrücklich hat diesen sogenannten Nocebo-Effekt, bei dem unerwünschte Nebenwirkungen einer Scheinbehandlung auftreten, eine Studie von Dr. Bernie Siegel bewiesen:[11] Klienten sollten eine Chemotherapie bekommen; Gruppe A wurde mit dem echten Medikament behandelt, Gruppe B erhielt hingegen nur eine Kochsalzlösung. In der Erwartung, dass eine Chemotherapie unweigerlich zu Haarausfall führt, fielen auch bei 30 Prozent der Probanden aus Gruppe B die Haare aus, obwohl sie nicht das echte Medikament erhielten.

Die positive Macht der Gedanken und die Wirkungskraft, die wir aus ihr entfalten können, zeigt sich beispielsweise auch bei Topsportlern. Denken wir mal an die Erfolge, die Olympiasieger feiern, oder die Titel, die Fußballer bei Meisterschaften holen. Meist handelt es sich hierbei um Menschen, die ähnlich stark, schnell oder kraftvoll sind wie ihre Wettbewerber. Das letzte Quäntchen Leistung jedoch, das den Unterschied macht, die Power in der Motivation, die sie von den anderen unterscheidet, erreichen sie durch die Zusammenarbeit mit Mentaltrainern. Die letzten Reserven locken die Profisportler meist weniger durch das Training ihres Körpers, sondern durch Training ihrer Vorstellungskraft hervor.

Wenn die Basis stimmt, Motivation vorhanden ist und wir fähig sind, unsere Ziele ganz deutlich zu visualisieren, kann das unglaubliche Kräfte entfachen, mit denen wir noch mal zehn bis zwanzig Prozent mehr Leistung aus uns herauskitzeln.

»Ob Sie denken, dass Sie es schaffen,
oder denken, dass Sie es nicht schaffen,
Sie werden immer recht behalten.«

Henry Ford

In vielen Kulturen hat sich die Kraft der Gedanken in bekannten Sätzen manifestiert.

»Der Glaube versetzt Berge«, heißt es in der Bibel.

Buddha sagt: »Alles, was wir heute sind, ist das Produkt unserer vergangenen Gedanken.«

Berühmte Persönlichkeiten, die sich erfolgreich einen Weg durch das Leben gebahnt haben, belegen das eindrücklich. Nachdem Walt Disney auf der Suche nach Kreditgebern vergeblich 300 Banken abgeklappert hatte, sagte er: »What you can dream you can get.« Was du dir vorstellen kannst, kannst du bekommen.

Oder denken wir an Henry Ford: »Ob Sie denken, dass Sie es schaffen, oder denken, dass Sie es nicht schaffen, Sie werden immer recht behalten.«

Sorgen wir uns vor etwas, haben wir Angst, dass etwas schiefgeht, werden wir von Zweifeln geleitet, so kommt es auch eher so, wie wir es uns eben vorstellen. Senden wir diese Ängste und Zweifel ins Feld, so werden sie schnell zur Realität. Man spricht von einer sich selbst erfüllenden Prophezeiung *(self-fulfilling prophecy)*.

»Bis wir uns das Unbewusste bewusst machen,
wird es unser Leben lenken
und wir werden es Schicksal nennen.«

Carl Gustav Jung

Die Kraft der Vorstellung ist enorm, und unser Bewusstsein ist der Schlüssel, um in die richtige Frequenz zu kommen. Es ist nötig, dass wir unsere Umwelt bewusst wahrnehmen, so wie sie ist, und unsere Gedanken möglichst gut unter Kontrolle haben.

Generieren lässt sich ein solches Bewusstsein auf unterschiedliche Art und Weise. Wir können Yoga, Tai-Chi oder Qigong praktizieren, wir können uns in Meditation und im Achtsamkeitstraining üben. Letztlich führen all diese Praktiken dazu, dass wir präsenter und bewusster sind.

Das Ergebnis macht sich darin bemerkbar, dass der in unserer Gedankenwelt hausende Gedanken-Tiger, von dem wir schon sprachen, gezähmt wird. Der Verstand beruhigt sich, und wir sehen viel schneller, was um uns herum vor sich geht.

Unsere Gedanken beeinflussen nicht nur das, was wir erleben, sondern formen auch die Realität. Sie beeinflussen, was in unserem Körper passiert.

Weil es für die kommenden Generationen so essenziell ist, soll dies noch einmal betont werden:

Viele unserer unterbewussten Botschaften stammen aus der Vergangenheit, sie sind Echos aus unserer Kindheit, wo unsere grundlegenden Überzeugungen und die Glaubenssätze, die wir anfangs besprochen haben, geformt wurden. In unserer Kindheit sind unsere Gehirne besonders beeinflussbar und nehmen Informationen auf wie ein Schwamm. Kinder sind dabei, die Welt zu entdecken und zu lernen, welche Regeln und Gesetzmäßigkeiten existieren. Sie orientieren sich anfangs daran, was Eltern und andere wichtige Bezugspersonen ihnen vorleben. Das kritische Verständnis dafür, dass nicht jede Äußerung, jede Rüge, jeder Kommentar usw. richtig sein muss, entwickelt sich erst allmählich. Daher spielen die Bindungen, die wir in jungen Jahren eingehen, eine entscheidende Rolle für die Formung unseres Weltbildes. Eltern, Lehrer, aber auch Personen aus Medien wie Fernsehen, Zeitschriften oder Social Media, prägen unsere Vorstellungen und Glaubenssätze stark.

Es ist wesentlich zu erkennen, dass viele der negativen Überzeugungen, die wir über uns selbst haben, nicht auf eigenen Erfahrungen oder realistischen Einschätzungen basieren, sondern vielmehr auf den Meinungen und Einstellungen, die uns in der Kindheit vermittelt wurden. Diese frühkindlichen Prägungen können langfristig zu selbstsabotierenden Mustern führen, die unser Wohlbefinden und unsere Lebensqualität beeinträchtigen. Durch das Bewusstmachen dieser unbewussten Glaubenssätze haben wir die Möglichkeit, sie zu hinterfragen und durch positivere, selbstbestimmte Überzeugungen zu ersetzen. Dieser Prozess der Umgestaltung und Heilung unseres inneren Dialogs ist entscheidend, um ein gesünderes und erfüllteres Leben zu führen.

Es ist überaus wichtig, dass wir unseren Kindern positive Botschaften mit auf den Weg geben! Natürlich wollen wir sie vor negativen Konsequenzen schützen, trotzdem sollten wir ihnen niemals kommunizieren, dass sie nicht stark, intelligent, hübsch oder gut genug seien, um zu erreichen, was sie sich vorgenommen haben. Solche negativen Prägungen verankern sich tief und sind schwer zu überwinden.

Wenn wir von Kindestagen an zu hören bekommen, dass ein einzelner Mensch in dieser Welt nichts ausrichten könne, werden wir gar nicht erst versuchen, Probleme oder Krisen zu bewältigen. Hat sich jedoch in uns das Weltbild entwickelt, dass jeder imstande ist, etwas zu bewegen, sind wir motiviert, mehr für die Menschheit zu unternehmen, rauszugehen und andere mitzuziehen, damit etwas Positives bewegt werden kann.

Wenn wir als Kinder in regelmäßigen Abständen in Konfliktsituationen geraten und in einem disharmonischen Umfeld aufgewachsen sind, kann sich der Glaubenssatz formen: »Jeder kämpft gegen jeden, und alle sind gegen mich!« Das führt mit der Zeit unweigerlich zu Vereinsamung und Krankheit.

Unsere inneren Überzeugungen und Wahrheiten entscheiden darüber, durch welche Brille wir die Welt sehen. Diese Brille ist auch für das verantwortlich, was wir von der Welt zurückbekommen.

Wir können steuern, worauf wir unsere Gedanken richten. Wir können bewusst entscheiden, die Brille abzusetzen und eine andere aufzuziehen.

Während wir beispielsweise auf einer Terrasse mit herrlichem Ausblick auf ein Waldstück stehen, uns die Sonne ins Gesicht scheinen lassen und den Moment genießen, lässt ein anderer vielleicht den Blick gar nicht so weit schweifen, da der Fokus seiner Augen auf den schmutzigen Fugen zwischen den Fliesen hängen bleibt oder auf den Baukränen, die am Rande des Waldstücks aufragen und scheinbar die Aussicht ruinieren. Wir sehen eben genau das, was wir sehen wollen. Wenn wir uns entscheiden, das Positive im Leben zu fokussieren, werden wir hauptsächlich Positivem begegnen.

Darin besteht letztlich die Kunst im Umgang mit unserem Unterbewusstsein. Wir müssen es mit positiven Gedanken und motivierenden Glaubenssätzen füllen, damit es uns nicht immer wieder runterzieht und Kraft kostet.

Heile den anderen!

Falls du Interesse hast, nicht nur an deiner eigenen Heilung zu arbeiten, sondern auch anderen Menschen zu helfen, ihre Selbstheilungskräfte zu aktivieren, legen wir dir eine Ausbildung zum Holistic Healing Coach nahe (siehe auch Kapitel 8). Hier lernst du von uns, wie du die Techniken, die du bei dir selbst anwendest, erfolgreich auf andere übertragen kannst. Wir leiten dich an, andere auf ihrem Heilungsweg zu unterstützen. Und genau wie bei dir selbst beginnt die Reise zur ganzheitlichen Gesundheit auf der mentalen Ebene.

- Möchtest du bei einer anderen Person Heilung herbeiführen, besteht der erste Schritt darin, gemeinsam ihr bisheriges Selbst zu erforschen und zu verstehen, wie sie strukturiert ist. Dieser gemeinsame Erkundungsprozess bietet sowohl deinem Gegenüber tiefe Einblicke in sein eigenes Sein als auch dir als Heiler wertvolle Erkenntnisse für den Heilungsprozess.
- So wie du es bei dir selbst getan hast, erkundest du auch in der Praxis mit anderen die körperlichen Symptome, um zu verstehen, wie diese möglicherweise mit psychischen Belastungen zusammenhängen.
- Ihr führt eine Bestandsaufnahme durch, um herauszufinden, an welchem Punkt im Leben sich dein Gegenüber gerade befindet und welche Bereiche besondere Aufmerksamkeit benötigen.
- Gemeinsam arbeitet ihr daran, einschränkende Glaubenssätze zu identifizieren und deren Auswirkungen auf verschiedene Lebensbereiche zu analysieren. Ihr hinterfragt die Glaubenssätze auf ihre Aktualität und Wahrheit und arbeitet daran, sie loszulassen.

Übung

Teil 1

Was fühlst du, wenn du folgende Sätze aussprichst?
Fühle in deinen Körper hinein und mache dir anschließend Notizen.

»Ich bin nicht okay, wie ich bin.«
»Ich bin nicht gut genug.«
»Ich gehöre nicht dazu.«
»Ich kann das nicht.«
»Ich schaffe das nicht.«
»Ich bin ein Versager.«
»Ich bin wertlos.«
»Ich darf nicht glücklich sein.«
»Ich habe es nicht verdient, erfolgreich zu sein.«

Teil 2

Wähle nun den Glaubenssatz aus, der das stärkste Gefühl in dir ausgelöst hat. Finde heraus, wie dich dieser Gedanke auf deinem Weg zu Wachstum, Fülle, Frieden und Gesundheit begrenzt.

- Welche Auswirkungen und Konsequenzen hat dieser Glaubenssatz auf mein Fühlen und Denken?
- Welches Verhalten und welche Reaktion werden durch diese Einstellung im Alltag gesteuert?
- Welche Emotion habe ich im Zusammenhang mit diesem Satz?
- Wie verhalte ich mich, wenn ich diesen Satz in mir trage?
- Welche Auswirkungen und Konsequenzen hätte es in meinem Leben, wenn ich diesen Satz in den nächsten drei Jahren weiterhin im Unterbewusstsein mit mir herumschleppe?

Teil 3

Welche Situationen gab es in deinem Leben, die beweisen, dass dieser Satz falsch ist? Nimm dir mindestens 15 Minuten Zeit und mach dir dazu Notizen.

Nach dieser Übung hast du eventuell ausreichend Beweise gesammelt, um dir selbst zu bestätigen, dass dieser Glaubenssatz nicht zu 100 Prozent wahr ist. Zu wie viel Prozent ist er dann wahr (60 Prozent, 40 Prozent, 20 Prozent, 0 Prozent)?

Und wenn dieser Satz nicht mehr zu 100 Prozent wahr ist, sondern nur zu einem Teil oder überhaupt nicht mehr wahr ist – willst du ihn trotzdem in deinem Leben mitnehmen oder willst du dich von ihm lösen?

Teil 4

Formuliere neue Glaubenssätze nach den Regeln, die du in diesem Kapitel gelernt hast. Es ist absolut verständlich, wenn es dir nicht auf Anhieb gelingt. Lass dir Zeit, komme gegebenenfalls zu einem späteren Zeitpunkt darauf zurück. Wichtig ist, dass die Worte eine Emotion in dir hervorrufen. Variiere den neuen Glaubenssatz, bis er sich für dich stimmig anfühlt.

In unserer Ausbildung und in unseren Kursen leiten wir weitere, tiefergehende Übungen an.

KAPITEL 4

EMOTIONALE *HEILUNG UND DER UMGANG MIT* TRIGGERN

Nachdem wir in den vorherigen Kapiteln über die mentale Ebene der Heilung als ein wesentlicher Bestandteil auf unserem Weg zu dauerhafter Gesundheit gesprochen haben, gehen wir nun einen Schritt weiter: Wir tauchen ein in die Welt der Emotionen.

Um zu verstehen, was Gefühle überhaupt sind und wie sie entstehen, ist es notwendig, sich mit dem Aufbau unseres Gehirns auseinanderzusetzen. Das menschliche Gehirn, eine faszinierende und komplexe Struktur, kann grob in drei Hauptbereiche unterteilt werden, die jeweils unterschiedliche Funktionen und Aufgaben haben und in der evolutionären Entwicklung des Menschen zu unterschiedlichen Zeiten entstanden sind.

Zunächst gibt es den Neokortex, der die gesamte äußere Schicht des Gehirns ausmacht. In der evolutionären Entwicklung des Menschen ist der Neokortex relativ spät entstanden. Er spielt eine entscheidende Rolle in unserem Denkprozess, indem er als Speicher für unsere Erfahrungen, Erlebnisse und Bilder dient. Der Neokortex beherbergt auch unsere kognitiven Fähigkeiten, unsere Einstellungen sowie die Ziele und Werte, die uns charakterisieren. Er ermöglicht komplexe Denkprozesse, Problemlösungen und ist zentral für die Planung und Ausführung von zielgerichtetem Verhalten.

Direkt darunter liegt das limbische System, das oft als die Schaltzentrale unserer Emotionen betrachtet wird. Man kann es sich als eine Art Zwischenhirn vorstellen, in dem der Übergang von Gedanken zu Emotionen stattfindet. Hier werden Emotionen generiert und durch die Ausschüttung von Hormonen wie zum Beispiel Endorphinen, den sogenannten Glückshormonen, gesteuert. Das limbische System ist auch für die Verarbeitung von Gedächtnisinhalten zuständig, die mit emotionalen Erlebnissen verbunden sind. Es ermöglicht uns, Momente gefühlsmäßig wahrzunehmen, und bildet die Basis unseres emotionalen Lebens.

Unterhalb des limbischen Systems befindet sich das Stammhirn, aus evolutionärer Sicht der älteste Bereich des menschlichen Gehirns. Das Stammhirn steuert die grundlegenden Körperfunktionen, wie das Immunsystem, Reflexe, Muskeltonus und sogar die Verdauung. In diesem Bereich des Gehirns sind Automatismen besonders stark ausgeprägt, was bedeutet, dass hier viele unserer instinktiven und lebenserhaltenden Reaktionen ihren Ursprung haben. Es ist auch für lebenswichtige automatische Prozesse wie Atmung und Herzschlag zuständig, die ohne bewusste Kontrolle ablaufen.

Mit diesem Verständnis der Gehirnstrukturen und ihrer jeweiligen Funktionen können wir nun die Brücke schlagen zu den sogenannten Triggern, also Ereignissen oder Situationen, die von außen auf uns einwirken und bestimmte Reaktionen in uns hervorrufen. Diese unwillkürlichen Reaktionen können durch verschiedenste Wahrnehmungen aller unserer Sinne ausgelöst werden: Blicke, Geräusche, Gesten und sogar durch Düfte. Auch Gedanken spielen hier eine Rolle.

Wenn ein Trigger in deinem Gehirn aktiviert wird, wird der Neokortex, der für höhere kognitive Funktionen wie das Denken und Erinnern zuständig ist, aktiv. Er arbeitet mit dem limbischen System, insbesondere dem Hippocampus, zusammen, um gespeicherte Erfahrungen zu überprüfen. Findet das Gehirn eine Übereinstimmung mit einer schmerzhaften oder unangenehmen Vergangenheit, werden Neokortex und Hippocampus aktiv und koordinieren eine schnelle Schutzreaktion. Dies löst die Freisetzung von Stresshormonen wie Adrenalin und Cortisol aus, die eine Kampf-oder-Flucht-Reaktion vorbereiten, um auf die Bedrohung zu reagieren.

Ein schlimmes Erlebnis aus der Vergangenheit, eine tief verwurzelte Prägung aus jungen Jahren oder eine Situation, die wir längst aus unserem Gedächtnis verdrängt haben, können durch einen externen Trigger wieder wachgerufen werden und heftige körperliche Reaktionen auslösen. Interessanterweise müssen wir uns dieser Verbindung nicht einmal bewusst sein; oft geschieht dies im Verborgenen unseres Unterbewusstseins.

Nehmen wir zum Beispiel an, wir begegnen einer Person, deren Tonfall, Körperhaltung oder Auftreten uns unbewusst an unseren gewalttätigen Vater erinnert. Selbst wenn uns diese Verbindung nicht bewusst ist, könnte es ausreichen, wenn er seine Stimme erhebt, um den Sympathikus, einen wesentlichen Teil unseres autonomen Nervensystems, zu aktivieren. Diese Aktivierung zieht automatisch eine Reihe körperlicher Reaktionen nach sich.

Dieser uralte Schutzmechanismus hat seinen Ursprung tief im Stammhirn, wo sich das sympathische Nervensystem befindet, das in Alarmbereitschaft versetzt wird. In Reaktion darauf setzen Drüsen hormonelle Botenstoffe wie Adrenalin und Cortisol frei, die durch die Blutbahnen strömen und den gesamten Körper durchfluten. Eine Kaskade von bis zu 22 verschiedenen Reaktionen wird ausgelöst, die den Organismus in einen Zustand höchster Wachsamkeit versetzen. Diese biochemische Flut bewirkt unter anderem eine erhöhte Muskelspannung und einen Anstieg des Blutdrucks. Auch die Schweißdrüsen werden aktiviert, um den erhitzten Körper abzukühlen. Gleichzeitig verengt sich das Blickfeld, der Fokus wird, wie durch eine unsichtbare Linse geschärft, auf alles gerichtet, was im nächsten Moment geschehen könnte. Diese Veränderungen im Körper dienen einem einzigen Zweck: den Organismus auf potenzielle Gefahren vorzubereiten, sei es durch Kampf oder Flucht.

In diesem hochsensiblen Zustand reagiert unser Körper nicht nur, sondern er antizipiert, erwartet und bereitet sich vor. Ein solches Vorgehen unseres Körpers ist vollkommen natürlich und sogar nützlich. Schließlich haben solche blitzschnellen Reaktionen schon unseren Vorfahren in der Steinzeit häufig das Leben gerettet. In einer Welt, geprägt von unmittelbaren physischen Bedrohungen, waren Geschwindigkeit und Instinkt oft die entscheidenden Faktoren; es ging um »Leben oder Tod«. Das rasche Anschwellen von Adrenalin, das die Muskeln für Kampf oder Flucht stärkt, die schnelle Fokussierung der Sinne auf eine potenzielle Gefahr – das sind Zeugnisse einer langen Evolutionsgeschichte, die uns darauf trainiert hat, effektiv auf Bedrohungen zu reagieren.

Doch in der modernen Welt, in der Bedrohungen oft komplexer und weniger physisch sind, kann diese ursprüngliche Programmierung manchmal mehr schaden als nützen. Haben wir in jungen Jahren verbale oder physische Gewalt erfahren, prägt sich das tief in unser Bewusstsein ein. Und dabei macht unser Gehirn keinen Unterschied zwischen reellen Gefahren, die unsere physische Gesundheit gefährden, und solchen, die wir uns nur vorstellen. Diese Schutzreaktion ist die gespeicherte Antwort unseres Körpers auf die Schatten der Vergangenheit, die in der Gegenwart nachhallen.

Stellen wir uns vor, wir werden heftig kritisiert. Ganz automatisch, ohne dass ein bewusster, gedanklicher Prozess vorausgeht, meldet sich der Angsthase in uns. Der Kritiker, der verbal angreift, erscheint riesengroß und übermächtig. Wir hingegen fühlen uns klein und ziehen uns zurück. Unser Brustkorb verengt sich, unser Herz rast, die Angst ergreift das Steuer. Wir werden getriggert, und unser Körper reagiert automatisch, ohne dass wir in diesem Moment bewusst eingreifen können.

Doch es gibt auch andere Reaktionsweisen, andere Persönlichkeitsanteile, die in solch einer Situation aktiviert werden können. Angenommen, jemand äußert ununterbrochen Kritik an uns, dann könnte statt des Angsthasen auch der Kampfhund in uns erwachen. Die Energie, die durch das Adrenalin und Cortisol bereitgestellt wird, kann genauso genutzt werden, um zum Angriff überzugehen. Anstatt uns zurückzuziehen, stellen wir uns der Herausforderung, bieten dem Kritiker Paroli oder rechtfertigen uns.

Jeder von uns hat seine eigenen, individuellen Reaktionen auf äußere Reize. Trotz der Vielfalt dieser Reaktionen haben sie eines gemeinsam: Sie sind reflexartige, schwer zu kontrollierende Antworten unseres Körpers und Geistes auf die Signale, die wir aus unserer Umgebung empfangen.

»Heilung ist dann erreicht,
wenn Trigger keine Trigger mehr sind.«

Daniela Kolk

Indem wir uns die Frage stellen, was uns in unserem Leben am meisten herunterzieht und am meisten Energie kostet, beginnen wir, die tiefgreifenden Mechanismen unseres Bewusstseins und Unterbewusstseins zu erforschen. Es geht darum, zu entdecken, welche Trigger – welche spezifischen Situationen, Ereignisse oder Personen – uns emotional so stark beeinflussen, dass wir uns unwohl oder erschöpft fühlen. Besonders im sozialen Umfeld gibt es oft Menschen, die unsere Energie geradezu aus uns heraussaugen. Die Erkenntnis, bei welchen Begegnungen wir uns regelmäßig schlechter fühlen, kann ein erster Schritt sein, um diesen schädlichen Mustern entgegenzuwirken.

Unser Gehirn neigt dazu, aus einer geringen Anzahl ähnlicher Erfahrungen schnell Automatismen zu entwickeln – was auch die Festigung unserer Glaubenssätze erklärt. Unser Gehirn hat die bemerkenswerte Tendenz, Prozesse zu verinnerlichen, was uns beispielsweise beim Erlernen des Autofahrens zugutekommt. Anfangs scheint jede Aktion – das Betätigen von Kupplung, Bremse und Gas – eine große Herausforderung zu sein. Doch nach kurzer Zeit werden diese Handlungen zur Gewohnheit und laufen fast automatisch ab. Nach wenigen Monaten denkt kaum ein Autofahrer noch daran, wie man die Pedale bedient.

Diese Automatisierung ist also in vielen Bereichen hilfreich, kann aber bei emotionalen Triggern und Reaktionsmustern zu Problemen führen. Oft fallen wir unbewusst in die gleichen emotionalen Muster zurück, weil unser Gehirn dazu neigt, bekannte Reaktionen zu wiederholen, ohne dass wir diesen Vorgang bewusst wahrnehmen. Diese unbewussten Muster können uns in verschiedenen Aspekten unseres Lebens beeinflussen, von unseren zwischenmenschlichen Beziehungen bis hin zu unseren beruflichen Entscheidungen.

Die Erkenntnis, dass wir in automatischen Mustern gefangen sind, die durch externe Trigger ausgelöst werden, ist entscheidend. Oftmals akzeptieren wir diese Muster als normal, weil sie uns vertraut sind und weil wir beobachten, dass auch andere ähnlich reagieren. Doch das Bewusstsein darüber, dass wir einem Automatismus folgen, öffnet die Tür zur Veränderung: Dadurch können wir bewusst andere Wege wählen, die zwar herausfordernder scheinen, aber letztlich zu einem erfüllteren und gesünderen Leben führen.

Indem wir lernen, unsere Reaktionsmuster zu erkennen und zu hinterfragen, können wir allmählich tief verwurzelte Gewohnheiten ändern. Diese Veränderung erfordert oft eine bewusste Anstrengung und die Bereitschaft, sich mit unangenehmen Gefühlen oder Erinnerungen auseinanderzusetzen. Es geht darum, sich von den Ketten der Vergangenheit zu befreien und Raum für neue, bewusst gewählte Reaktionen zu schaffen.

Zudem kann das Verständnis dieser Muster dazu beitragen, empathischer mit anderen umzugehen, da wir erkennen, dass auch ihr Verhalten oft von unbewussten Automatismen gesteuert wird. Diese Erkenntnis kann uns helfen, Konflikte in Beziehungen zu entschärfen und eine stärkere Verbindung zu den Menschen um uns herum aufzubauen.

Die Herausforderung besteht darin, den Weg des geringsten Widerstands zu verlassen und uns bewusst für neue Pfade zu entscheiden, die uns langfristig mehr Zufriedenheit und Gesundheit bringen. Dieser Prozess erfordert Mut und die Bereitschaft, sich mit den eigenen emotionalen Mustern auseinanderzusetzen und neue, heilsamere Wege zu beschreiten.

Je öfter eine neuronale Verbindung abgerufen wird, desto gefestigter und automatisierter wird sie. Ähnlich wie ein Pfad durch einen Wald, der durch wiederholtes Begehen immer deutlicher und einfacher zu gehen wird, festigen sich auch neuronale Verbindungen mit jeder Nutzung, wodurch unsere Gewohnheiten und Reaktionsmuster immer stärker in unserem Bewusstsein verankert werden.

Das Verständnis dieser Eigenheiten unseres Gehirns gibt uns jedoch die Möglichkeit, bewusst gegen diese Tendenzen anzugehen. Wenn wir uns dieser Muster bewusst werden und aktiv an ihrer Veränderung arbeiten, können wir uns von alten Gewohnheiten lösen. Das erfordert zwar Anstrengung und Durchhaltevermögen, doch mit dem richtigen Wissen und der entsprechenden Technik ist es möglich, die neuronalen Pfade zu unseren Gunsten neu zu gestalten.

Indem wir neue Erfahrungen machen, alternative Handlungsweisen ausprobieren und uns selbst kontinuierlich herausfordern, nutzen wir die neuroplastischen Fähigkeiten unseres Gehirns. Dieser Prozess erlaubt es uns, aus den Schranken der Gewohnheit auszubrechen und unser Leben bewusst neu zu gestalten.

»Ersetzt das Verhalten, das die Angst motiviert,
durch das Verhalten, das die Liebe motiviert.
Angst ist ein Produkt der Erinnerung,
das in der Vergangenheit lebt. Indem wir uns
daran erinnern, was uns zuvor leiden ließ,
widmen wir uns der Energie, um sicherzustellen,
dass das alte Leiden nicht wieder auftritt.«

Deepak Chopra

Wie sieht nun dieser Schlüssel aus, der uns aus diesen Automatismen des Gehirns befreit? Wie können wir aus dem Hamsterrad steigen, das uns in den Reaktionsmustern gefangen hält?

Einer der Schlüssel – es gibt mehrere – ist unser tägliches Stresslevel. Wir müssen das Grundniveau von Stress senken. Nur dadurch können wir den Sympathikus entlasten und dafür sorgen, dass er seltener aktiviert wird.

Stellen wir uns einen Kochtopf vor, der den ganzen Tag brodelt und dessen Dampf stetig gegen den Deckel drückt. Kommt dann der berühmt-berüchtigte Tropfen, der das Fass zum Überlaufen bringt, hält kein Deckel mehr stand. Der Inhalt des Topfs kocht über, und wir befinden uns mitten im Strudel unserer unbewussten Reaktionen und Verhaltensmuster.

Was wir also dringend benötigen, ist eine Art Überdruckventil, um den Dampf sicher aus dem Kessel zu lassen. Das Senken unseres Stressniveaus hilft uns, resistenter gegenüber den äußeren Einwirkungen, den Triggern von außen, zu sein. Dadurch beruhigen wir den Sympathikus und limitieren die Produktion von Adrenalin und Cortisol – was uns hilft, den vorzeitigen Eintritt in den Kampf-oder-Flucht-Modus zu vermeiden.

Wie können wir überhaupt unseren Stress effektiv reduzieren?
Wenn wir Angst erleben, die uns zu Kampf oder Flucht antreibt, ist der Sympathikus aktiviert. Doch unser Körper verfügt über einen beeindruckenden Gegenspieler: den Parasympathikus. Dieser Teil unseres Nervensystems ermöglicht es uns, einen Entspannungsimpuls zu setzen und unserem Körper das Signal zu geben: »Entspann dich, alles ist in Ordnung.«

Es ist wesentlich, nicht nur in den Morgen- und Abendstunden nach Entspannung zu streben, sondern idealerweise über den gesamten Tag hinweg. Durch regelmäßige bewusste Entspannungsmomente können wir unser System immer wieder beruhigen und den Stresspegel senken.

Nehmen wir das Beispiel eines Filialleiters einer Bank, der über Wochen hinweg täglich mehr als zehn Stunden arbeitet, ohne sich eine Mittagspause zu gönnen. In einem Zustand permanenten Stresses, wo der Sympathikus ständig aktiv ist und Adrenalin sowie Cortisol sich im Körper anstauen, ist eine überreizte Reaktion auf den nächsten Trigger vorprogrammiert – oft in Form eines Streits oder einer konfliktreichen Auseinandersetzung. Ein erhöhtes Stressniveau führt leichter zu solchen emotionalen Ausbrüchen.

Das regelmäßige Einführen von **Entspannungstechniken wie tiefe Atemübungen, Spaziergänge oder kurze meditative Pausen** während des Arbeitstages kann helfen, die Akkumulation von Stresshormonen zu verhindern, und fördert ein ausgeglichenes und gesundes Arbeitsumfeld. Dadurch können wir nicht nur unsere eigene Gesundheit schützen, sondern auch die Qualität unserer Interaktionen mit anderen verbessern, was zu einem harmonischeren und produktiveren Arbeitsumfeld führt.

Indem wir bewusst darauf achten, den Druck regelmäßig zu reduzieren und den Parasympathikus zu aktivieren, stärken wir unsere Resilienz gegenüber äußeren Einflüssen. Auch der vielbeschäftigte Mensch kann sich kurze Auszeiten gönnen, um resistenter gegenüber seinen Triggern zu werden. Die Fähigkeit, unseren Parasympathikus gezielt zu aktivieren und somit ein Gleichgewicht zwischen Anspannung und Entspannung zu schaffen, ist der Schlüssel zu einem ausgeglicheneren und gesünderen Leben.

Es gibt zahlreiche weitere Wege, den Parasympathikus zu aktivieren und somit eine tiefe Entspannung zu fördern. Methoden wie **Meditation, Yoga, Qigong** und **Tai-Chi** sind besonders effektiv, da sie gezielt auf die Beruhigung des Körpers und Geistes ausgerichtet sind. Diese Praktiken helfen nicht nur, Stress abzubauen, sondern verbessern auch das allgemeine Wohlbefinden und die innere Ruhe.

Darüber hinaus kann das Ausüben eines **Hobbys,** bei dem wir uns ganz der Tätigkeit hingeben, eine wunderbare Möglichkeit sein, den Parasympathikus zu aktivieren. Die Zeit, die wir uns selbst und unseren Interessen widmen, ist kostbar und fördert ein tiefes Gefühl der Zufriedenheit und Entspannung.

Der Gang in die **Natur** bietet ebenfalls eine direkte und wirkungsvolle Methode, um positive Resonanzen zu erfahren und die Entspannung zu fördern. Die natürliche Umgebung, das Grün der Bäume und das sanfte Plätschern eines Baches können Wunder wirken und uns helfen, Frieden und Ruhe zu finden. Die Verbindung mit der Natur aktiviert den Parasympathikus, entspannt das System und unterstützt die Regeneration auf körperlicher und geistiger Ebene.

Freude, Lachen und das **Gefühl des Flows**, etwa beim **Zusammensein mit Freunden und Familie,** sind ebenfalls wichtige Faktoren, die unser System beruhigen können. Diese Momente der Entspannung und des Glücks sind essenziell für unsere Gesundheit und unser Wohlbefinden. Selbst einfache Aktivitäten wie **Radfahren,** wenn der Wind einem ins Gesicht weht, können einen entspannenden Effekt haben. Eine halbe Stunde auf dem Fahrrad reicht oft aus, um den Verstand meditativ zur Ruhe zu bringen und einen Moment der Entspannung zu erleben.

Indem wir diese und ähnliche Praktiken in unseren Alltag integrieren, nutzen wir die Kraft des Parasympathikus, um unseren Körper und Geist zu beruhigen und einen Zustand tiefer Entspannung und inneren Friedens zu erreichen.

»Die Gelassenheit ist eine anmutige Form des Selbstbewusstseins.«

Marie von Ebner-Eschenbach

Indem wir bewusst Stress reduzieren und den Parasympathikus aktivieren, reichern wir unseren Alltag mit Praktiken an, die uns ins Hier und Jetzt zurückbringen und unser System beruhigen. Dieser Ansatz verändert unsere Begegnung mit Situationen, die uns in der Vergangenheit getriggert haben. Obwohl die gleiche Situation erneut auftritt, ist unsere Reaktion darauf milder, weil unser Stresslevel geringer ist. Die neuronalen Verbindungen, die zuvor eine starke Reaktion ausgelöst haben, sind zwar noch vorhanden, aber die Intensität der Reaktion wird durch das niedrigere Stressniveau gedämpft.

Die bewusste oder unbewusste Erinnerung, die durch den Trigger aktiviert wird, stößt immer noch den Sympathikus an, allerdings läuft dieser Prozess jetzt auf einer niedrigeren Drehzahl. Dieser reduzierte Druck ermöglicht es uns, mit mehr Gelassenheit auf die Situation zu reagieren und nach konstruktiven Lösungen zu suchen.

In Zeiten hoher Anspannung, wenn der »Dampfdruckkessel« sprichwörtlich kurz vor dem Überkochen steht, tendieren wir dazu, auf Persönlichkeitsanteile wie den »Kampfhund« oder den »Angsthasen« zurückzugreifen – Reaktionsmuster, die in der Regel nicht heilsam oder förderlich sind. Durch die Senkung des Stresslevels und eine gelassenere Herangehensweise an potenziell auslösende Situationen können wir jedoch andere Aspekte unserer Persönlichkeit aktivieren, die heilsamere und erfüllendere Reaktionen ermöglichen.

Der Prozess, durch den wir uns bewegen, führt über die Beruhigung unseres Systems zur Entwicklung neuer Gewohnheiten.

Diese neuen Gewohnheiten manifestieren sich als neue Reaktionen auf emotionale Trigger. Ein entscheidender Punkt dabei: Sobald das System beruhigt ist, sind wir in der Lage, gelassener zu sein, wodurch wir weniger stark auf äußere Reize reagieren. Es fällt uns leichter, uns aus der Situation herauszuziehen und in die Rolle des wertfreien inneren Beobachters zu schlüpfen.

Dieser zweite Schritt der Trigger-Transformation, der Weg über den Parasympathikus hin zur Entspannung und weiter zum inneren Beobachter, ist entscheidend. Dieser Beobachter ist uns möglicherweise gar nicht so fremd.

Die Fähigkeit, sich selbst aus der Perspektive des Beobachters zu sehen, ist ein mächtiges Werkzeug zur Selbstreflexion und ermöglicht es uns, bewusster mit unseren emotionalen Reaktionen umzugehen. Durch diesen Perspektivwechsel können wir unsere automatischen Reaktionen erkennen, hinterfragen und letztlich transformieren. So öffnet sich der Weg zu einem tieferen Verständnis unserer selbst und zu einer bewussteren Steuerung unserer emotionalen Welt.

»Tränen sind Worte,
die aufgeschrieben werden müssen.«

Paulo Coelho

Der Weg zur Selbsterkenntnis, besonders wichtig für die Transformation unserer Reaktionen auf Trigger, kann durch ein sehr nützliches Werkzeug unterstützt werden: das **Trigger-Tagebuch.** Wer bereits Erfahrungen mit dem Führen eines Tagebuchs gemacht hat, kennt die heilsame Wirkung, die das Niederschreiben unserer Gedanken auf Papier haben kann. Ein Trigger-Tagebuch ist dabei ganz einfach gehalten und unterscheidet sich vielleicht von dem, was wir sonst unter einem Tagebuch verstehen. Es wird kurz gefasst und so gestaltet, dass wir es entweder digital auf unserem Handy führen oder in einem physischen Notizbuch, das wir immer dabeihaben.

Wenn du dich nun in einer Situation unwohl oder schlecht fühlst, greifst du zu deinem Trigger-Tagebuch und schreibst die Antworten auf folgende Fragen auf:

1. **Was war der Trigger oder der Auslöser?**
   Zum Beispiel eine harsche Kritik, die du erfahren hast.

2. **Was waren meine Gedanken dazu?**
   Vielleicht hast du dich verteidigt und gedacht, dass der andere unrecht hat.

3. **Welches Gefühl habe ich dabei empfunden?**
   Eventuell hast du Angst oder Wut gefühlt?

4. **Wo in meinem Körper war dieses Gefühl zu spüren?**
   Zum Beispiel kannst du Wut im Bauchbereich lokalisieren.

5. **Wie habe ich mich dazu verhalten?**
   Hast du dich vielleicht aufgebäumt und laut gerechtfertigt oder hast du dich aus Angst kleingemacht und zurückgezogen?

Die Einträge im Tagebuch kannst du kurz halten. Die Beantwortung kann, muss aber nicht ausformuliert werden, es genügen auch

Stichworte. In der Essenz helfen dir die Inhalte, deine Trigger zu identifizieren und zu verstehen. Im Idealfall überlegst du dir mindestens einmal am Tag, vielleicht auf dem Nachhauseweg von der Arbeit, bei einer Tasse Tee am Abend oder vor dem Einschlafen, wo es Situationen gab, die dich runtergezogen und getriggert haben. Diesen Situationen begegnest du aber nun nicht mehr hilflos und ergibst dich ihnen, sondern stellst ihnen die fünf Fragen entgegen.

Durch diese Einträge in das Trigger-Tagebuch kannst du nicht nur die Momente festhalten, in denen du getriggert wirst, sondern auch tiefer in dein eigenes Verhalten und deine Reaktionen eintauchen. Das bietet dir die Chance, deine automatischen Reaktionsmuster zu erkennen und zu hinterfragen, um letztendlich einen Weg zu finden, bewusster und gelassener auf Trigger zu reagieren.

»Was die Raupe Ende der Welt nennt,
nennt der Rest der Welt Schmetterling.«

Laotse

Auf unserem bisherigen Weg haben wir eine wesentliche Reise von der Aktivierung des Sympathikus hin zur Beruhigung durch den Parasympathikus unternommen. Durch Bewusstsein und die Auseinandersetzung mit Triggern und unseren automatischen Reaktionen darauf haben wir den wertfreien inneren Beobachter in uns entdeckt, der uns Ruhe und Gelassenheit bringt. Das Trigger-Tagebuch hat uns ein mächtiges Werkzeug an die Hand gegeben, um unsere Trigger zu identifizieren und zu analysieren.

Jetzt steht die endgültige Transformation der Trigger im Fokus. Die Einsichten, die wir innerhalb von 4–6 Wochen nach Beginn unseres Trigger-Tagebuchs gewinnen, sind oft erstaunlich. Typischerweise offenbart das Tagebuch einige wenige, aber energieraubende Situationen, die durch immer wiederkehrende Auslöser gekennzeichnet sind. Diese Erkenntnis ist entscheidend, denn sie ermöglicht es uns, die Triggersituationen schneller zu erkennen. Auch wenn die emotionale Reaktion, verstärkt durch hormonelle Botenstoffe des Sympathikus, Zeit braucht, um sich zu wandeln, verbessern wir kontinuierlich unsere Fähigkeit zur Beobachtung und Erkennung.

Das Bewusstsein unserer Haupttrigger erlaubt es uns, gezielt an ihnen zu arbeiten. Indem wir den Parasympathikus aktivieren und unseren Alltag mit Entspannungsmomenten anreichern, erreichen wir die notwendige Ruhe, um unseren inneren Beobachter zu stärken und regelmäßig zu trainieren.

Die abschließende **Transformation** erfolgt durch die **Kraft unserer Vorstellung.** Wir erschaffen eine neue Reaktion auf den Trigger, eine, die unserer Idealvorstellung entspricht, und wiederholen diese Vorstellung mindestens zweimal oder auch mehrmals täglich in unseren Gedanken. Durch die **Verknüpfung der idealen Reaktion mit einer positiven Emotion** verstärken wir die Wirkung und fördern die Verankerung der neuen Reaktion in unserem Gehirn. Innerhalb von 4–6 Wochen dieser Praxis beginnen sich die automatischen Reaktionen mehr und mehr abzumildern und werden durch die neuen, von uns gewählten Reaktionen ersetzt.

Durch diesen Prozess verlieren die Triggersituationen ihre Macht über uns. Wenn wir dranbleiben, für Entspannung sorgen, den inneren Beobachter schulen und unsere Haupttrigger verstehen, wird unsere neue Reaktion auf Trigger allmählich unserer Idealvorstellung entsprechen. Diese Selbststeuerung ermöglicht es uns, bewusst zu entscheiden, wie wir reagieren wollen, und führt zu echter Selbstbestimmung. Wir reagieren nicht mehr automatisch und fremdbestimmt, sondern wählen unsere Reaktionen bewusst aus. Dadurch entsteht immer mehr ein innerer Frieden und Gelassenheit – unabhängig von dem, was im Außen geschieht.

Heile den anderen!

In der Ausbildung zum Holistic Healing Coach lernst du nicht nur, wie du deine eigenen Trigger transformieren kannst, sondern auch, wie du anderen dabei hilfst, ihre emotionalen Muster zu erkennen und zu durchbrechen.

- In der Heilarbeit mit anderen erklärst du deinem Gegenüber kurz und prägnant, was ein Trigger ist, wie er wirkt und warum Menschen meist automatisch darauf reagieren.
- Stelle die zentrale Frage: »Möchtest du die Kontrolle über dein Leben zurückgewinnen und nicht mehr automatisch nach alten Mustern auf bestimmte Trigger reagieren?« Vertiefe dich gemeinsam mit deinem Gegenüber in die Details und bearbeitet die Fragen, die auch bei deiner eigenen Trigger-Transformation eine Rolle gespielt haben.
- Empfiehl zudem, ein Trigger-Tagebuch zu führen, um ein besseres Bewusstsein für die eigenen Trigger zu entwickeln und den Weg zur Selbstkontrolle und bewussten Reaktion zu ebnen.
- Bei der Arbeit mit deinem Gegenüber gehst du dieselben Schritte durch, die du auch bei dir selbst gegangen bist, um deine Trigger zu transformieren. Wie dieser Prozess abläuft, zeigt dir die folgende Übung.

Übung

Trigger-Transformation

Schritt 1:

Nimm dir deinen stärksten Trigger vor und überlege dir:
Welches Gefühl und welches Verhalten findest du in der auslösenden Situation angemessen und zielführend?

Schritt 2:

Was würde geschehen, wenn du dir dieses angemessene und zielführende Verhalten angewöhnen würdest und auf Dauer beibehältst? Wie würde sich das auf deine Familie auswirken und darauf, wie andere dich wahrnehmen? Hätte es Auswirkungen auf deinen beruflichen Erfolg? Auf deine körperliche und psychische Gesundheit?

Schritt 3:

Versuche dich in die Triggersituation einzufühlen, aber mit der angemessenen, zielführenden Reaktion, die du dir gerade vorgestellt hast. Schließe deine Augen und stelle dir die Szene wie einen Film vor, in dem du die Hauptrolle spielst. Fühle dich, wie du dich fühlen möchtest.

Schritt 4:

Sage, was du sagen möchtest. Stelle dir die Reaktionen deiner Mitmenschen vor – so wie du gerne hättest, dass sie reagieren.
Setze dir während Schritt 4 einen »Anker«, damit dein Unterbewusstsein sich das merkt. Drücke zum Beispiel kurz die Fingerkuppe deines kleinen Fingers mit Daumen und Zeigefinger der anderen Hand. Oder lege dir eine Hand auf dein Herz oder falte die Hände.

Wiederhole diese Übung täglich mindestens 4 Wochen lang.

HOLISTIC **HEALING**

KAPITEL 5

DIE ENERGETISCHE *EBENE*

»Wenn du deine Frequenz verändern kannst, kannst du deine Realität verändern.«

Christie Marie Sheldon

Der Mensch verfügt nicht nur über einen Körper auf der materiellen Ebene, sondern auch über einen Energiekörper.

Unsere Gedanken und Gefühle haben auf der feinstofflichen Ebene ihre Heimat. So können wir sagen, dass unsere Gedanken und Gefühle Energien sind, die wir vielleicht nicht sehen, die jedoch trotzdem vorhanden und spürbar sind. Unsere Gedanken- und Gefühlswelt ist in unserem eigenen Energiefeld verankert und bestimmt, was wir im Außen anziehen. Das innere Feld beeinflusst die Geschehnisse im äußeren Feld und umgekehrt. Was wir denken, ziehen wir an.

Gedanken und Gefühle sind Energien und lassen sich durch spezielle Techniken messen und darstellen. Beispielsweise mit einem Elektroenzephalogramm (EEG). Hierbei handelt es sich um ein Verfahren, das die elektrischen Aktivitäten des Gehirns aufzeichnet und Gehirnfrequenzen sichtbar macht. Auch mit einem

Magnetenzephalogramm (MEG) kann man die magnetischen Felder, die durch neuronale Aktivitäten im Gehirn entstehen, messen, um die Frequenzen unserer Gefühle darzustellen. Beide Methoden ermöglichen es, in die Funktionen unseres Gehirns und die Natur unserer Emotionen einzudringen und sie greifbarer zu machen.

Unsere Gedanken- und Gefühlswelt ist in unserem eigenen Energiefeld verankert und bestimmt, was wir im Außen anziehen. Das innere Feld beeinflusst die Geschehnisse im äußeren Feld und umgekehrt. Was wir denken, ziehen wir an.

Es ist also sehr wichtig, dass du dich fragst: Was denke ich überhaupt? Und wie beeinflussen diese Gedanken meine Gesundheit?

Wenn wir uns bewusst werden, welche Macht hinter den Gedanken steckt, die wir aussenden, können wir über unser materielles Dasein hinauswachsen. Unsere Gedanken und Gefühle, die als Energien magnetisch wirken, haben eine immense Bedeutung, da sie Resonanzen erzeugen.

Sind wir in hohen Schwingungen wie Liebe, Mitgefühl und Dankbarkeit, ziehen wir in der Regel ähnliche Frequenzen an. Wir begegnen Menschen auf derselben Wellenlänge und erleben Situationen, die mit diesen hohen Frequenzen übereinstimmen. Im Gegensatz dazu spiegelt die Welt unsere niedrigen Schwingungen wider, solange wir von negativen Gedanken wie Hass oder Missgunst geleitet werden, und wir geraten eher in Konfliktsituationen.

Auch unsere Wahrnehmung wird durch unser Energiefeld geprägt. Das retikuläre Aktivierungssystem (RAS) in unserem Gehirn wirkt wie ein Filter, der unsere Wahrnehmung der Welt beeinflusst. Wenn wir dankbar sind, sehen wir mehr Dinge und Menschen, für die wir dankbar sein können. Sind wir jedoch aggressiv, nehmen wir eher aggressive Schwingungen und Situationen wahr, da sie auf derselben Frequenz liegen.

Das Resonanzgesetz zeigt sich auch in alltäglichen Belangen. Wenn wir uns beispielsweise entscheiden, ein bestimmtes Auto zu kaufen, werden wir plötzlich häufiger dieses Modell auf den Straßen sehen. Das ist ein Resultat unseres retikulären Aktivierungssystems, das unsere Aufmerksamkeit auf Dinge lenkt, die mit unseren Gedanken und Überzeugungen übereinstimmen. So beeinflusst und formt unsere innere Einstellung und Energie unsere Wahrnehmung und Erfahrung der Welt um uns herum.

Setzen wir uns das Ziel, ruhiger und gelassener zu werden, passt sich der Filter in unserem Gehirn entsprechend an. Bald darauf treffen wir häufiger auf Menschen, die ähnliche Ziele verfolgen wie wir oder uns in unseren Bestrebungen unterstützen können. Beispielsweise könnten wir in der Bahn oder an einer Bushaltestelle sitzen und plötzlich Gespräche über Meditation mitbekommen, an denen wir uns beteiligen, und dadurch wertvolle Buchempfehlungen zu unserem Vorhaben erhalten. Solche Gespräche haben sicherlich auch schon früher in unserer Nähe stattgefunden, jedoch haben wir sie zuvor nicht bewusst registriert, weil unser retikuläres Aktivierungssystem nicht darauf ausgerichtet war.

Die Fokussierung auf bestimmte Gedanken und Gefühle zieht ähnliche Erfahrungen in der äußeren Welt an. Unsere gegenwärtige Situation ist das Ergebnis der Gedanken, die wir in der Vergangenheit hatten. Indem wir neue Gedanken haben und neue Resonanzen schaffen, können wir unsere Energiefrequenzen erhöhen und so unsere Zukunft beeinflussen. Unser mentales Radio, das zuvor vielleicht chaotisch verschiedene Sender gleichzeitig spielte, kann nun mit dem richtigen Filter auf das ausgerichtet werden, was uns guttut.

Das Gleiche gilt für die Gesundheit. Ein metaphorischer wilder Tiger in unserer Gedankenwelt, der unruhig umherspringt und nach niedrigen Frequenzen wie Hass, Wut oder Neid schnappt, kann durch die Kraft der Gedanken beruhigt werden. Wir lenken unseren Fokus auf höhere Frequenzen, beruhigen und besänftigen den Gedanken-Tiger.

Wir haben mehr als 60.000 Gedanken am Tag, und da wir uns nur an einen kleinen Bruchteil dieser Gedanken erinnern, läuft das meiste im Unterbewusstsein ab. Indem wir unsere Gedankenflut reduzieren, schaffen wir Raum für Klarheit und Aufmerksamkeit. Ohne Achtsamkeit lassen wir uns von unseren Gedanken mitreißen, was zu ungewollten Ereignissen führen kann. Werden wir uns jedoch unserer Gedanken bewusst und erkennen ihre Muster, können wir aktiv entscheiden, worauf wir unseren Fokus legen.

Unsere Lebensumstände folgen dann diesen ausgewählten Frequenzen. In dem Moment, in dem wir unseren Fokus bewusst wählen, beginnen wir zu erkennen, was um uns herum und in unserer Vorstellung aufsteigt. Wir werden aufmerksamer und können aktiv steuern, was in unserem Leben passiert. Lassen wir jedoch ohne Achtsamkeit alles einfach laufen, übernehmen unsere ungezügelten Gedanken und Gefühle die Kontrolle. Gesundheit, Fülle, Gelassenheit sind letztlich das Ergebnis aus dem, worauf wir unseren Fokus setzen.

»Alles ist Energie!
Gleiche dich der Frequenz der Realität an,
die du möchtest, und du kreierst diese Realität.
Das ist keine Philosophie. Das ist Physik!«

Albert Einstein

Lass uns diese Gedanken noch etwas vertiefen: *Was ist Energie überhaupt?*

Diese Frage lässt sich aus zwei verschiedenen Blickwinkeln betrachten: einem spirituellen und einem wissenschaftlichen.

Aus der *spirituellen* Perspektive gibt es ein ewiges Energiefeld, das manchmal auch als Urfeld oder Nullpunktfeld bezeichnet wird.

Es wird als überall präsent und alle lebenden Wesen umspannend und durchdringend betrachtet. In verschiedenen Kulturen wird diese ursprüngliche Lebensenergie unterschiedlich benannt – in China als »Chi« oder in Indien als »Prana«. Sie wird als eine Art universelle Lebenskraft verstanden, die in uns und um uns herum wirkt. Menschen, die sich dieser Verbindung zum Urfeld bewusst sind und einen Zugang dazu finden, entwickeln manchmal besondere Fähigkeiten wie Hellsehen, Intuition, außersinnliche Wahrnehmung oder Heilkräfte. Die Vorstellung ist, dass unsere eigene Energie als Teil dieses umfassenden Feldes mit allem verbunden ist, was existiert.

Diese spirituelle Sichtweise betont die Verbundenheit aller Dinge und Lebewesen durch diese universelle Energie. Es geht um ein Verständnis von Energie, das über die physische Ebene hinausgeht und sich auf das Bewusstsein und die spirituelle Dimension des Lebens bezieht.

Aus *wissenschaftlicher* Sicht ist Energie hingegen eine messbare und quantifizierbare Größe, die in verschiedenen Formen existiert und in physikalischen Prozessen eine zentrale Rolle spielt. Sie kann in Form von Wärme, Licht, Bewegung und anderen Phänomenen auftreten und wird in den Naturwissenschaften ausführlich untersucht und erklärt.

Die Diskussion um Energie aus spiritueller UND wissenschaftlicher Sicht führt uns zu einem faszinierenden und revolutionären Gebiet der modernen Wissenschaft: der Quantenphysik.

Die Quantenphysik bietet eine einzigartige Möglichkeit, diese beiden Perspektiven zu vereinen und zu erweitern. Sie öffnet ein Fenster zu einem tieferen Verständnis des Universums, in der die scheinbar getrennten Welten von Geist und Materie auf subtile und unerwartete Weise miteinander verflochten sind.

Um die Frage zu beantworten, wie energetische Heilung funktioniert, hilft es, unsere Sichtweise auf die beiden Variablen Materie und Energie etwas zu vertiefen und uns damit zu beschäftigen, woraus das Leben auf unserem Planeten denn tatsächlich besteht.

Was passiert, wenn wir ein Mikroskop auf die Haut an unserem Arm richten? Wenn wir das Bild immer weiter vergrößern – so lange, bis wir keine Haut mehr sehen, sondern nur noch Teilchen –, gelangen wir zu folgender Beobachtung: Die Materie, die wir mit dem bloßen Auge sehen können, löst sich unter den Linsen des Mikroskops auf. Das heißt, irgendwann erreichen wir die Ebene der Moleküle. Nach altem Wissensstand spricht man auf der nächsten Ebene von den Grundbausteinen, nämlich den Atomen mit ihrem Kern und den um ihn herumschwirrenden Elektronen. Vor einigen Jahren hieß es in der Physik noch, dass wir aus eben diesen kleinsten Teilchen bestehen, die sich zu Molekülen fügen und Materie ergeben und sich letztlich zu dem verdichten, was unseren Körper ausmacht.

Die moderne Wissenschaft verrät jedoch, dass in Wirklichkeit der größte Teil des Körpers aus Nichts zu bestehen scheint, aus einem Vakuum, aus unerforschtem Gebiet. Würden wir nämlich sämtliche Atome mit ihren Kernen und Elektronen, die sich in unserem gesamten Körper befinden, zusammendrücken, so würde die dadurch entstehende Masse auf einen Stecknadelkopf passen. Alles andere zwischen dem Atomkern und den Elektronen ist leerer Raum. Und um die Eigenschaften dieses leeren Raums zu erforschen, gibt es aktuell noch keine Messgeräte.

Wenn wir nun noch tiefer in die Materie eintauchen, tiefer blicken, lösen sich selbst diese Atome auf und zeigen sich uns als Zusammenschlüsse von Neutrinos, Quarks, Strings oder anderen Teilchen. Auf der kleinsten Ebene bleibt nur noch Energie, reine Präsenz ohne jegliche Materie.

In der Entdeckung, dass wir zu einem überwältigenden Teil, nämlich 99,99999999 Prozent, aus leerem Raum, einem Vakuum, bestehen, offenbart sich eine tiefgreifende Wahrheit über unsere Verbundenheit mit dem Universum. Dieses exakt gleiche Vakuum, das in uns und allem, was existiert, vorhanden ist, verweist auf ein Feld der Energie und des Bewusstseins, das alles, was im Universum vorhanden ist, miteinander verbindet – Menschen, Tiere, Pflanzen und sogar scheinbar leblose Materie. Diese Erkenntnis führt uns zu einer erweiterten Sichtweise, die uns als integralen Teil eines kollektiven Ganzen begreift und nicht als isolierte Wesen.

Energie und Bewusstsein können ungehindert durch alles Existierende fließen, da auf molekularer und subatomarer Ebene keine festen Barrieren existieren. Tatsächlich gibt es zwischen dir und dem Menschen neben dir keine echte Barriere. Die Atome, die euch beide aufbauen, sind durch dasselbe Vakuum miteinander verbunden. Stelle dir dies vor wie zwei nebeneinanderliegende Zimmer, die durch eine geöffnete Schiebetür verbunden sind und die gleiche Luft teilen.

Betrachten wir das Universum auf diese Art und Weise, so eröffnet sich die Möglichkeit, dass wir alle Teil eines kollektiven Bewusstseinsfeldes sind, das nicht nur das menschliche Dasein umfasst, sondern alles, was ist. Diese Einsicht fordert uns heraus, über unsere individuelle Existenz hinauszublicken und zu erkennen, wie tief wir mit dem gesamten Kosmos verwoben sind.

Verstehen wir uns als Teil dieses allumfassenden Feldes, erweitern wir automatisch unseren Blick für die Einflüsse unserer Gedanken, Emotionen und Handlungen. Sie sind nicht mehr nur individuelle Ausdrucksformen, sondern tragen zur Gestaltung des gesamten kollektiven Bewusstseinsfeldes bei. Dieses Verständnis hebt die Bedeutung jedes Einzelnen hervor, als aktiver Mitgestalter der uns alle umgebenden Realität. Es zeigt auf, dass wir durch bewusste Ausrichtung unserer Energie und Intentionen nicht nur unser eigenes Leben, sondern auch das kollektive Erfahrungsfeld positiv beeinflussen können.

Alle Lebewesen haben diese Art elektromagnetisches Feld um sich herum. Wir sind ein fester Bestandteil davon. Um unseren Körper herum manifestiert sich dieses Feld als unsere Aura.

Dieses Leuchten entsteht durch winzige Lichtpartikel, genannt Photonen, die freigesetzt werden, wenn Elektronen in unseren Körperzellen ihre Bahn wechseln. Das passiert, wenn Elektronen Energie aufnehmen, etwa von Licht oder Wärme, und dadurch kurzzeitig auf eine höhere Energiestufe springen.

Durch spezielles Training kann man die Aura anderer nicht nur spüren, sondern sogar ertasten.

Natürlich haben nicht nur Menschen eine Aura, sondern alles, was in unserem Universum existiert und Teil des alles verbindenden Energiefeldes ist. Man kann sich das zunutze machen bei der Untersuchung der Frische von Lebensmitteln im Supermarkt. Mit sensiblen Geräten kann beispielsweise die Lichtabstrahlung von Tomaten gemessen werden, um zu bestimmen, ob sie noch frisch sind oder ob sie bereits zu verderben beginnen. Diese Technik basiert auf der Tatsache, dass die Biophotonen-Abstrahlung ein Indikator für die Lebensenergie und die Vitalität der Tomaten ist. Durch diese Methode können Gärtner zukünftig die Lichtemissionen von Pflanzen ermitteln, um frühzeitig Stresssymptome, Krankheitsanzeichen oder einen Mangel an Wasser und Nährstoffen zu identifizieren.

Wir alle besitzen diese Aura, die Ausstrahlung von Energie. Erinnere dich daran, was du über die Erhöhung deiner Frequenz gelernt hast, und an die Methoden, die wir dir in diesem Buch aufgezeigt haben. Diese Erkenntnisse erlangen durch das Wissen um unsere Aura eine ganz besondere Bedeutung. Deine Energie ist ein integraler Bestandteil des Universums. Indem wir unsere Frequenz erhöhen, beeinflussen wir nicht nur unser persönliches Wohlergehen, sondern auch das kollektive Energiefeld.

Obgleich die Aura in ihrem Ausmaß nicht genau messbar ist, gibt es mittlerweile Methoden der Bilderzeugung, die es möglich machen, unsere Energiefelder für das Auge sichtbar zu machen. Mit der sogenannten Kirlianfotografie können wir die Felder um uns herum in ihren farblichen Erscheinungen abbilden.

Ganz ohne Technik ist aber jeder von uns in der Lage, dieses Feld zu spüren. Um das zu veranschaulichen, gibt es eine einfache Übung: Wir reiben unsere Hände aneinander und laden sie energetisch auf. Nun schließen wir unsere Augen und führen die Handflächen vor unserem Körper langsam zueinander, gerne auch mehrfach und in unterschiedlicher Geschwindigkeit. Wir konzentrieren uns komplett auf unsere Handflächen und darauf, was wir spüren, dieses Kribbeln, vielleicht sogar einen leichten Widerstand. Das ist unser eigenes, an den Handflächen stimuliertes Energiefeld, das wir gerade »zusammendrücken«.

Rupert Sheldrake, ein britischer Biologe, hat mit einem erstaunlichen Experiment die Existenz eines sogenannten morphogenetischen Feldes nachgewiesen.[12] Er hat beobachtet, dass eine Affenpopulation, die völlig abgeschieden auf einer Insel lebt, durch die neu entwickelten Verhaltensweisen anderer Populationen beeinflusst werden kann. Die Fähigkeit, Kartoffeln vor der Nahrungsaufnahme zu säubern und sogar zu schälen, wurde von einer Population an die andere zeitgleich weitergegeben. Und das, obwohl die zweite Population keine räumliche Verbindung zu den Affen aufwies, die zuerst diese Fähigkeit entwickelt hatten. Dies können wir als Beleg für ein energetisches Feld nehmen, zu dem jeder einzelne Organismus, jedes Lebenswesen, Zugang hat und mit dessen Hilfe wir alle miteinander verbunden sind. Eine Art kollektives Bewusstsein.

Übertragen wir diese Theorie nun auf den Menschen, so erkennen wir, dass jeder einzelne von uns eine Aura besitzt. Aber wir müssen gar nicht so intensiv forschen wie Rupert Sheldrake zu seiner Zeit, um diese Verbindung zu spüren. Den meisten von uns ist es sicher schon einmal passiert, dass wir genau von der Person angerufen wurden, an die wir gerade dachten. Oder dass wir das Gefühl hatten, jemanden im Raum zu spüren, bevor wir diese Person tatsächlich sahen.

Wichtig ist die Erkenntnis, dass jeder Einzelne von uns, mit seinem Energiekörper und der Aura, die er generiert, in ständiger Wechselwirkung mit dem Urfeld steht. Alles ist miteinander verbunden, und alles ist eins. Alles, was ist, wird von der Energie des Urfeldes durchzogen und es kommt zu einem immer fortwährenden Informationsaustausch.

Stellen wir uns das Feld als einen großen Pool vor: Springen wir ins Wasser, so wirken die Wellen durch den Sprung ins Wasser weiter und berühren alles, was sich darin befindet. Der Fisch, der durch die Wellen schwimmt, das Kind, das von ihnen geschaukelt wird, aber auch wir selbst werden berührt, die wir im Wasser schwimmen und ganz von den Wellen umgeben sind. Alles, was dort geschieht, sich darin bewegt, ist im ganzen Wasser spürbar.

Alles, was lebt, vom kleinsten Teilchen bis zum großen, ausgewachsenen Organismus, interagiert miteinander. Diese Interaktionen fließen in das Urfeld, welches die ganze Welt durchströmt.

Anders als in den Lehrbüchern der Schulmedizin und Physik beschrieben, ist die Heilung von Krankheiten auf energetischer Ebene durchaus möglich. Die Erkenntnis, dass diese Art der Heilung Großes bewirken kann, ist unglaublich wundervoll. Energetische Heilung ist so mächtig, sie ist in der Lage, unheilbare oder chronische Krankheiten zu heilen oder sogar Krebsmetastasen aufzulösen.

Wir möchten dir nun gerne erklären, wie und warum diese Methode funktioniert. An allererster Stelle steht die Einsicht, dass es etliche Dinge auf der Welt gibt, die wir weder sehen noch hören, noch schmecken können. Trotzdem sind sie da. Wir werden oft verleitet zu glauben, dass die für uns sichtbare Welt die reale Welt sei und alles andere nur Einbildung. Letztendlich ist es jedoch so, dass der Mensch diese reale Welt, die Wirklichkeit, gar nicht wahrnehmen kann. Sprechen wir von unseren Sinnen, so müssen wir feststellen, dass sie unfassbar begrenzt sind, was das Spektrum der Wahrnehmung anbelangt. Sie decken bloß einen kleinen Teil dessen ab, was um uns herum tatsächlich vorhanden ist.

Mit unseren Ohren können wir Frequenzen nur im Bereich zwischen 20 Hertz und 20 Kilohertz wahrnehmen. Frequenzen außerhalb dieses Spektrums sind für uns nicht hörbar, obwohl sie sehr wohl existieren und von Tieren wie Fledermäusen oder Hunden wahrgenommen werden können. Stellen wir uns vor, wir könnten alle Frequenzen, die an einem bestimmten Punkt im Raum vor uns existieren, sichtbar machen; wir würden eine enorme Anzahl an sich überlagernden Schwingungen von verschiedenen Quellen wie Fernseh- und Radiosendern sowie Telefongesellschaften entdecken. Es wird deutlich, dass unsere Sinne nur einen kleinen Ausschnitt der vorhandenen Geräusche erfassen, da viele existierende Frequenzen unsere Hörbarkeitsgrenzen übersteigen.

Ähnlich verhält es sich mit unserer Sehfähigkeit. Das für uns sichtbare Lichtspektrum ist stark begrenzt. Infrarotes und ultraviolettes Licht, Röntgenstrahlen und viele weitere Spektren, die jenseits unserer visuellen Kapazität liegen, bleiben uns normalerweise verborgen und können nur durch spezielle wissenschaftliche Instrumente erfasst werden.

Da unsere sensorische Wahrnehmung eingeschränkt ist, können wir nur einen kleinen Teil der realen Welt erkennen. Es ist wesentlich, zu erkennen, dass unsere beschränkte Wahrnehmung der Welt nicht die vollständige Realität abbildet. Diese Einsicht lehrt uns Demut vor dem Unbekannten und öffnet uns die Augen für die Grenzen unserer menschlichen Wahrnehmung.

Es ist also wichtig, uns bewusst zu machen, dass nur ein sehr schmales Spektrum unserer Umwelt für uns direkt wahrnehmbar ist.

Diese Erkenntnis ist entscheidend, wenn wir uns nun weiterbewegen und uns das Wesen der energetischen Heilung genauer anschauen.

Einige Studien zeigen: Wenn der Heiler sich vorstellt, dass er Energie zum Patienten sendet, so kann dabei Unglaubliches bewegt und bewirkt werden.

Die Studie zur Johrei-Methode, geführt von erfahrenen japanischen Heilern, beleuchtet die Interaktion zwischen geistiger Intention und materieller Realität. Diese japanische Heilpraxis wurde in den 1930er-Jahren von Mokichi Okada (1882–1955) begründet. Sie basiert auf der Überzeugung, dass durch die Übertragung göttlicher Energie, die ohne physischen Kontakt allein durch die Hände des Praktizierenden fließt, geistige und körperliche Heilung sowie spirituelle Reinigung erreicht werden kann. Okada lehrte, dass diese heilende Energie, die übermittelt wird, nicht nur zur Linderung von Krankheiten beitragen, sondern auch dazu dienen kann, das Gleichgewicht und die Harmonie im Leben der Menschen wiederherzustellen. Diese Praxis zielt darauf ab, die natürliche Selbstheilungskraft des Körpers zu stärken und einen Zustand des Wohlbefindens und der spirituellen Klarheit zu fördern.

In der durchgeführten Studie richteten Praktizierende, die über jahrelange Erfahrung verfügten, ihre konzentrierte Aufmerksamkeit und Energie auf Kulturen von Krebszellen, ohne diese physisch zu berühren. Diese Form der energetischen Zuwendung führte zu signifikanten Veränderungen in der Lebensfähigkeit der behandelten Zellen: Sie zeigten eine deutlich höhere Sterberate im Vergleich zu den unbehandelten, ein Hinweis darauf, dass die übertragene Energie tiefgreifende Effekte auf zellulärer Ebene bewirken kann.

Aber was genau passierte dabei? Die Studie enthüllt, dass die Energieübertragung nicht nur den Tod der Krebszellen beschleunigt, sondern auch deren Vermehrungsrate verringert. Das deutet darauf hin, dass die gesendete Energie direkt mit den Zellen interagiert, ihre Funktionen stört und letztendlich zu ihrem Untergang führt. Interessanterweise variierte die Reaktion der verschiedenen Krebszelltypen, was auf eine komplexe Dynamik zwischen der gesendeten Energie und den spezifischen Eigenschaften jeder Zelllinie hindeutet.

Weitere Experimente wurden durchgeführt, um der energetischen Heilung auf den Grund zu gehen.

Ein berühmter Heiler aus Japan beispielsweise stand im Zuge einer Studie mit zwei wissenschaftlichen Laboren in Sankt Petersburg und Stuttgart in Kontakt.[13] Dort hatte man jeweils einer Person einen mit Elektroden versehenen Hut aufgesetzt. Damit wurden die Gedankenwellen der Person aufgezeichnet. Genau in der Sekunde, da der Heiler aus Japan Energie sandte, verzeichneten die Messgeräte in den Laboren eine Veränderung der Frequenz, der Gedankenschwingung. Der Studienteilnehmer in Stuttgart wusste nicht, wann die Energie eintreffen würde, sodass die Daten nicht verfälscht werden konnten.

In Sankt Petersburg hatte man ein Reagenzglas mit DNA-Strängen bereitgestellt, und auf die Sekunde genau, als der Heiler in Japan begann, Energie zu senden, waren messbare Veränderungen im Reagenzglas zu verzeichnen.

Dies belegt, dass die Gedankenkraft, die Energien umwälzen und beeinflussen kann, durchaus auch über weite Entfernung wirkt.

Erklärbar wird das Phänomen der energetischen Heilung durch das bereits beschriebene Vakuumfeld, das Bewusstseinsfeld, durch das alles, was lebt, miteinander verbunden ist. Das bietet unendliche Möglichkeiten, auch wenn sich die Wirkungsweisen durch unsere traditionelle Physik kaum oder nur unzureichend erklären lassen. Zwar liefert uns die Quantentheorie Erklärungsansätze – ein vollständiges Bild zeichnet sie allerdings nicht. Trotz aller Erklärungsansätze müssen wir uns eingestehen, dass noch niemand zu 100 Prozent erklären konnte, wie und warum energetische Heilung funktioniert. Aber müssen wir uns über die Ursachen, das Wie und Warum, bis zur letzten Konsequenz im Klaren sein? Genügt es nicht, dass es funktioniert und es dafür zahlreiche Belege gibt?

Für uns, die wir uns auf den Weg der energetischen Heilung begeben, ist es von Anfang an wesentlich, unser Herz für alle Möglichkeiten zu öffnen und jede Chance zu akzeptieren, selbst wenn es anfänglich nicht sofort funktioniert und wir nicht gleich in der Lage sind, durch Energie Heilung herbeizuführen. Wir müssen uns stets bewusst machen, dass ein Heiler oft erst durch kontinuierliches Üben und Ausprobieren sichtbare Erfolge erzielt. Die kleinen Fortschritte, die wir machen, die Veränderungen, die wir in unserem Energiefeld spüren, sei es ein Kribbeln oder ein sich lösender Widerstand, stärken unser Vertrauen in den Prozess.

Es ist entscheidend, dass wir auf das, was innerlich geschieht, vertrauen, selbst wenn es zunächst nicht direkt wahrnehmbar ist. Diese Haltung stärkt unsere Intention und lässt den Gedanken an Gesundheit und Fülle in unseren energetischen Heilungen Wirklichkeit werden. Mit der Zeit erkennen wir: Die Technik, wie wir unsere Hände positionieren oder in welcher Reihenfolge wir heilen, spielt zwar zu Beginn eine stützende Rolle, um uns mit der Energiearbeit vertraut zu machen und uns zu ermöglichen, Energien zu aktivieren und zu senden. Doch letztendlich zählt vor allem die Stärke und Klarheit, die wir selbst als Heiler haben. Die Technik dient zunächst als Hilfsmittel, aber die wahre Essenz energetischer Heilung liegt in unserer Präsenz und der Intention, die hinter unserem Handeln steht.

Die Kraft und die Fähigkeit zur energetischen Heilung schlummert in uns allen. Und wie so oft entscheidet der Fokus, den wir im Leben setzen, ob wir uns in diese Richtung entwickeln möchten oder nicht. Wenn wir uns dafür entscheiden, werden wir wie bei so vielem im Leben feststellen, dass manche Menschen größere Fähigkeiten mitbringen und andere sich auf dem Weg mehr anstrengen müssen. Auch wenn die Unterschiede hier groß sein können, spielt es doch keine Rolle, welche Grundlagen und Veranlagung wir mitbringen. Jeder von uns hat die Möglichkeit, energetisches Heilen zu erlernen.

»Lass los
und lass das Leben geschehen!«

Ohne Erwartungen und ohne eine starre Vorstellung an die energetische Heilung heranzugehen, ist der Schlüssel in unserer Arbeit mit Energie. Es geht darum, einfach präsent zu sein und loslassen zu können. Wenn wir mit einem Bündel an Erwartungen in den Heilungsprozess starten, nähern wir uns dem Ganzen zu verkrampft und blockieren möglicherweise die Wege und Ströme, die für eine Heilung essenziell sind.

Das Loslassen spielt eine zentrale Rolle. Nachdem wir die Heilung durchgeführt haben, liegt es nicht mehr in unseren Händen. ***So erkennen wir, dass wir auf einer tieferen Ebene nicht wirklich die Heiler sind, sondern dass alles in den Händen einer höheren Intelligenz liegt. Die Klienten, die Energien und die Krankheiten so zu akzeptieren, wie sie sind, unsere Energie einzubringen, dann loszulassen und unser Vertrauen in die höhere Intelligenz zu setzen – darin verbirgt sich das Geheimnis der energetischen Heilung.***[14]

Wir müssen uns damit abfinden, dass alles möglich ist, aber nichts ist garantiert. Vollkommen offen zu sein, jedoch frei von jeglichen Erwartungen, ermöglicht es unserem Körper, sich so zu entspannen, dass alles frei und ungehindert fließen kann und wir in der Lage sind, Energien zu aktivieren und zu senden.

Im Grunde lassen sich all diese Aspekte unter dem Begriff der **Liebe und Präsenz** zusammenfassen. Je mehr wir in unserer eigenen Liebe und Präsenz verharren, im **Vertrauen auf die höhere Kraft** leben, dass alles gut und richtig ist, wie es ist, je mehr wir **im Hier und Jetzt** ankommen, in der **Energie des Herzens, der Liebe, der Dankbarkeit und des Mitgefühls** – je mehr wir in dieser Energie sind, desto wahrscheinlicher werden energetische Heilungen geschehen.

Exkurs: Kinesiologischer Muskeltest

Ein zentrales Element der energetischen Heilung ist der kinesiologische Muskeltest, der in den 1950er-Jahren von Prof. George Goodheart (1918–2008) entwickelt wurde. Der Test beruht auf der Annahme, dass unser Körper auf einzigartige Weise kommuniziert und dabei tiefe Wahrheiten offenbaren kann, die unser bewusster Verstand nicht immer erfasst. Stress – sei er emotional, mental oder physisch – führt zu einer unmittelbaren Muskelanspannung, die eine tiefere Einsicht in unser körperliches und emotionales Befinden ermöglicht. Der Muskeltest gibt direkte und unverfälschte Rückmeldungen von unserem Körper, die auf emotionale oder mentale Blockaden hinweisen können.

Um diesen Prozess zu beginnen, stellen wir zwei verschiedene Methoden vor: den *Fingertest* und den *Körpertest*. Jeder Mensch ist einzigartig, und es ist wichtig, dass wir die Methode ermitteln, die sich für uns am natürlichsten anfühlt. Das Ziel ist es, den Test irgendwann automatisch, ohne bewusstes Nachdenken durchzuführen. Das Ergebnis soll nicht vom Verstand bewertet werden, sondern es geht darum, im Vertrauen zu sein und nicht an dem zu zweifeln, was uns unser Körper offenbart.

Fingertest

Diese einfache Technik kann jederzeit und überall praktiziert werden.

1. **Verbinde deinen Daumen und Zeigefinger zu einem Kreis.** Stell dir vor, du hältst etwas sehr Feines und Zartes zwischen den Fingerspitzen. Die Berührung sollte sanft und bewusst sein.

2. **Bilde mit der anderen Hand ebenfalls einen Kreis** aus Daumen und Zeigefinger und verhake beide Kreise ineinander.

3. **Spüre den Widerstand,** wenn du versuchst, die verhakten Finger auseinanderzuziehen. Dieser Widerstand ist dein Ausgangspunkt, deine Basislinie.

4. **Teste mit Ja und Nein:** Denke nun an ein klares »Ja« und ziehe erneut. Fühle, wie sich die Muskelspannung verstärkt. Anschließend denke an ein »Nein« und beobachte, wie das System sich abschwächt.

5. **Übe mit wahren und falschen Aussagen:** Denke an Aussagen, von denen du weißt, dass sie wahr sind (zum Beispiel: »Ich heiße [dein Name]«), und dann an Aussagen, die falsch sind. Spüre den Unterschied im Widerstand und wie er sich je nach Wahrheitsgehalt der Aussage verstärkt oder abschwächt.

   Durch diesen Test bekommst du ein Gefühl dafür, wie dein Körper auf die Energie der Wahrheit im Gegensatz zur Unwahrheit reagiert. Mit etwas Übung wirst du immer sensibler für die feinen Unterschiede in der Muskelreaktion und kannst den Test als Werkzeug nutzen, um unbewusste Wahrheiten oder Blockaden zu erkennen. Um die Abfolge zu verinnerlichen, solltest du den Test regelmäßig üben, damit du intuitiv auf die Signale deines Körpers zugreifen kannst.

Körpertest

Für den Körpertest benötigst du etwas mehr Platz, aber auch dieser Test ist einfach und intuitiv durchzuführen. Hier sind die Schritte:

1. **Finde einen ruhigen Platz,** an dem du ungestört bist. Stelle dich locker hin, die Füße hüftbreit auseinander, die Knie leicht gebeugt, um eine entspannte Haltung einzunehmen.

2. **Stelle dir eine Frage,** die du mit Ja oder Nein beantworten möchtest. Auch bei dieser Methode ist es hilfreich, mit simplen Fragen zu beginnen, deren Antworten du bereits kennst, um ein Gefühl für die Reaktion deines Körpers zu bekommen.

3. **Schließe die Augen oder lasse sie offen,** je nachdem, was für dich angenehmer ist. Konzentriere dich auf deine Frage und warte auf die körperliche Reaktion.

4. **Beobachte die Bewegung deines Körpers:** Bei einem »Ja« wirst du eine leichte Bewegung nach vorne verspüren, als würde dich etwas sanft in diese Richtung ziehen. Ein »Nein« hingegen erzeugt ein Gefühl, als würdest du leicht nach hinten gezogen.

5. **Experimentiere mit verschiedenen Fragen** und beobachte, wie dein Körper reagiert. Es ist völlig normal, wenn die Reaktion nicht sofort eintritt. Gib dir selbst ein paar Sekunden Zeit, die Antwort zu fühlen. Manchmal kann eine leichte Verzögerung auftreten, bis der Körper reagiert.

Der Körpertest erlaubt es uns, auf einer tieferen Ebene mit unserem Unterbewusstsein zu kommunizieren. Unser Körper reagiert auf die Energien und Wahrheiten, die in uns liegen, und bietet uns ein direktes Feedback. Auch bei dieser Variante ist Übung der Schlüssel. Je öfter du diesen Test durchführst, desto sensibler wirst du für die Signale deines Körpers. Du solltest Geduld mit dir haben und darauf vertrauen, dass dein Körper ein mächtiges Instrument ist, das dir Antworten geben kann, die dein bewusster Verstand allein vielleicht nicht findet.

Tipps für die Umsetzung

Um unsere Arbeit mit Selbsttests, wie dem Körpertest oder dem Fingertest, zu optimieren, haben wir einige praktische Tipps zusammengestellt. Es ist wichtig, dass wir uns nicht entmutigen lassen, wenn die Tests anfangs nicht so funktionieren, wie wir es erwarten. Jeder von uns reagiert anders, und es kann sein, dass bei manchen die Signale für Ja und Nein umgekehrt sind – auch das ist vollkommen in Ordnung.

1. **Wiederholung führt zur Gewohnheit:** Je öfter wir solche Tests durchführen, desto vertrauter werden sie uns. Mit der Zeit verinnerlichen wir die Abfolge und müssen nicht mehr bewusst darüber nachdenken.

2. **Entspannt und nicht verkrampft:** Wir sollten versuchen, die Übungen in einem entspannten Zustand durchzuführen. Wenn wir merken, dass wir angespannt sind, sollten wir unsere Hände aneinanderreiben, ein Glas Wasser trinken oder eine kurze Entspannungsübung machen.

3. **Spüren im Alltag:** Wir nutzen alltägliche Situationen, um unseren Körpertest zu üben. Im Supermarkt können wir zum Beispiel spüren, ob bestimmte Lebensmittel oder Kosmetik für uns stimmig sind oder

nicht. Dies hilft uns, besser in unseren Körper hineinzufühlen und unsere Intuition zu schärfen.

4. **Steigern der Geschwindigkeit:** Mit der Zeit können wir versuchen, die Fragen schneller zu klären. Dadurch hat unser Verstand weniger Zeit, sich einzumischen, und wir erhalten direktere Antworten von unserem Körper.

5. **Kein Missbrauch:** Es ist wichtig, dass wir den Test mit Respekt und im positiven Sinne nutzen. Wir sollten Fragen vermeiden, die in den heiklen bzw. intimen Bereich gehen, zum Beispiel: »Betrügt mich mein Partner?«, und versuchen, uns dadurch nicht materiell bereichern zu wollen, wie zum Beispiel mit der Frage: »Soll ich in diese oder jene Aktie investieren?« Negativ formulierte oder missbräuchlich gestellte Fragen können negative Auswirkungen auf uns selbst haben.

Heile den anderen!

Energetisches Heilen ist ein mächtiges Instrument, das erhebliche Übung erfordert. Wer daran interessiert ist, kann es in unserem Ausbildungsprogramm zum Holistic Healing Coach erlernen. Hier werden wir dir nicht nur zeigen, wie energetische Heilung funktioniert, sondern auch ein systematisches Vorgehen vermitteln. Ein wichtiges Hilfsmittel hierbei ist das Klientenbuch, das wir für unsere Auszubildenden entwickelt haben. Es bietet einen strukturierten Ablauf und sorgt dafür, dass der Holistic Healing Coach sich während der Heilungssitzung sicher und in Kontrolle fühlt.

- Ein grundlegender Teil der energetischen Heilung ist der kinesiologische Körpertest, über den du gerade gelesen hast. Du kannst ihn nicht nur bei dir selbst, sondern auch bei anderen anwenden. Dazu positionierst du die zu testende Person entspannt auf einer Behandlungsliege oder führst den Test im Stehen durch, wenn keine Liege verfügbar ist. Du solltest dich vor dem Test entspannen, um eigene Blockaden zu minimieren. Beim Test streckt die zu testende Person einen Arm aus, gegen den du am Handgelenk leicht drückst. Instruiere die Person dann, mit dem Arm auf einfache Ja- oder Nein-Fragen zu reagieren. Dieses Vorgehen ermöglicht es dir, körperliche Reaktionsmuster zu erkennen und zu verstehen, wie der Körper unbewusst reagiert.
- Übe den Test zunächst mit Familienmitgliedern und Freunden, um ein Gefühl für die subtilen körperlichen Reaktionen zu entwickeln. Die Fähigkeit, diese Reaktionen zu interpretieren, ist entscheidend, um festzustellen, ob eine generelle oder gezielte Heilung notwendig ist. Wir unterscheiden in unserer Heilarbeit zwischen diesen beiden Formen der energetischen Heilung. Die eine zielt auf einen spezifischen Punkt im Körper oder auf

ein spezielles Symptom ab. Die andere Heilung betrifft den gesamten Körper und strebt ein generelles Wohlbefinden an.

Weitere Einzelheiten zu energetischen Heilmethoden, einschließlich Fernheilung, werden in der Ausbildung zum Holistic Healing Coach behandelt. Eine vollständige Diskussion dieser Techniken würde den Rahmen dieses Buches überschreiten.

Der Austausch von Energien ist real und sollte verantwortungsbewusst gehandhabt werden. Energetische Heilmethoden erfordern intensive Beschäftigung mit der Materie, und energetische Heilungen sollten nicht leichtfertig oder beiläufig angewendet werden.

KAPITEL 6

DIE HEILENDE KRAFT DER **VERGEBUNG** UND **DANKBARKEIT**

Wir streben ein Leben in Fülle und Freude, in Liebe und Gelassenheit, in Gesundheit und Erfolg an. Unser Weg dahin führt über die mentale Ebene hin zur emotionalen Ebene. Im Zuge dessen ist es unausweichlich, über Dankbarkeit zu sprechen. Darüber, welche immense und heilende Kraft in ihr verbogen liegt.

Der zentrale Aspekt liegt dabei auf der Frage, wohin wir unseren Fokus richten. Welche Bereiche unseres Lebens leuchten wir aus, welche Bereich bleiben dadurch im Schatten verborgen und finden keine Beachtung mehr?

Wir Menschen neigen oft dazu, unseren Fokus entweder auf die Vergangenheit zu richten, die wir nicht ändern können, oder auf die Zukunft, deren Ausgang unsicher ist. Wenn wir in die Vergangenheit blicken, geschieht dies häufig mit Emotionen wie Gram oder Wut. Wir neigen dazu, andere für ihr Verhalten oder ihre Taten zu verurteilen, und übernehmen dabei meist die Rolle des Opfers. Es ist jedoch wichtig zu erkennen, dass derjenige, der *nachtragend* ist, letztlich der *Tragende* ist. Er trägt die Last der Emotionen. Die Person, auf die wir wütend sind, ist sich dessen möglicherweise gar nicht bewusst.

Die Lösung liegt darin, diese Last loszulassen und zu vergeben. Ein bekanntes Zitat, das Buddha zugeschrieben wird, lautet sinngemäß: *»Wut zu hegen ist wie das Halten einer glühenden Kohle mit der Absicht, sie auf jemand anderen zu werfen; man verbrennt sich dabei nur selbst.«*

Vergebung bedeutet nicht, das Verhalten der anderen Person zu billigen, sondern vielmehr, sich von den eigenen negativen Emotionen zu befreien und sich von der Vergangenheit zu lösen.

Darüber hinaus bietet diese Sichtweise die Möglichkeit, die Perspektive zu ändern. Die Person, die uns Schmerz zugefügt hat, kann auch als jemand betrachtet werden, der uns unsere eigenen Wunden aufzeigt – automatische Reaktionsmuster, die ohne diese Wunden nicht entstanden wären. Dies weist uns darauf hin, wo unsere Heilung beginnen kann. In gewisser Weise kann diese Person, ähnlich einem spirituellen Lehrer oder einem Personal Coach, uns indirekt auf Bereiche unseres Lebens hinweisen, die unsere Aufmerksamkeit und Heilung benötigen, weil wir uns darüber bewusst werden, dass wir noch keine Gelassenheit und inneren Frieden erreicht haben.

Dieser veränderte Blickwinkel kann eine tiefgreifende Wirkung in uns hervorrufen und den Weg für persönliches Wachstum und Selbstheilung ebnen.

»Wer loslässt, hat beide Hände frei.«

Unbekannt

Indem wir die Schatten der Vergangenheit durch die Linse der Spiritualität betrachten, können wir sie als verborgene Botschaften oder Lehren eines spirituellen Lehrers oder Coaches verstehen: Sie weisen uns auf wesentliche Lebensaspekte hin, an denen wir noch arbeiten müssen. Diese Neubewertung ist entscheidend für unsere persönliche Entwicklung und Heilung.

Es geht nicht nur darum, sich von negativen Emotionen gegenüber anderen zu lösen, sondern auch um die Fähigkeit zur Selbstvergebung.

Die Handlungen und Entscheidungen, die wir in der Vergangenheit getroffen haben und die wir vielleicht heute bereuen oder als Fehler ansehen, können in einem anderen Licht betrachtet werden, sobald wir akzeptieren, dass wir zu jener Zeit möglicherweise nicht über das Wissen oder die Werkzeuge verfügten, die wir heute besitzen. Unsere automatischen Reaktionen und Handlungen wurden maßgeblich durch frühere Erfahrungen geformt, darunter die Prägungen unserer Kindheit, die unsere bis dahin nicht infrage gestellten Glaubenssätze festlegten, unseren damaligen Wissensstand, sowie durch frühere Verletzungen und Trigger, die unsere Entscheidungen beeinflussten. Aufgrund dieser Umstände hätten wir in vielen Fällen wahrscheinlich nicht anders handeln können.

Indem wir uns von Schuldgefühlen und den Lasten der Vergangenheit befreien, eröffnen wir uns die Möglichkeit, zu wachsen und zu heilen. Diese neue Perspektive erlaubt es uns, Verantwortung für unser gegenwärtiges und zukünftiges Ich zu übernehmen, während wir gleichzeitig Mitgefühl und Verständnis für unser vergangenes Selbst entwickeln. Die Fähigkeit zur Selbstvergebung und das Loslassen von Schuld sind essenzielle Schritte auf dem Weg zur Selbstheilung und zum inneren Frieden.

Der Blick auf die Zukunft kann oft durch Angst getrübt werden, insbesondere wegen der Unsicherheiten, die sie mit sich bringt. Ob es sich um Sorgen um berufliche Sicherheit, finanzielle Stabilität in unsicheren Zeiten oder globale Krisen handelt – solche Gedanken können einen tiefgreifenden Einfluss auf unser Wohlbefinden haben und unsere Wahrnehmung der Gegenwart stark beeinträchtigen. Die Angst vor dem, was kommen wird, begleitet viele von uns ständig im Alltag, doch eine interessante statistische Erkenntnis kann hier hilfreich sein: Mehr als 95 Prozent der Dinge, vor denen wir uns fürchten, treten letztendlich nicht ein. Diese Einsicht deutet darauf hin, dass viele unserer Ängste unbegründet sind und unnötig viel unserer Energie verbrauchen.

Mit der Einsicht, dass die meisten unserer Befürchtungen unbegründet sind, können wir lernen, unsere Energie effektiver zu nutzen und uns auf konstruktivere und positivere Aspekte unseres Lebens zu konzentrieren. Dies eröffnet uns die Chance, bewusster im gegenwärtigen Moment zu leben und unsere Energie auf das zu richten, was wir tatsächlich ändern oder beeinflussen können. Indem wir unsere Ängste hinterfragen und lernen, mit Unsicherheiten umzugehen, stärken wir nicht nur unsere mentale und emotionale Resilienz, sondern unser gesamtes Wohlbefinden und unsere Lebensqualität.

Die Reflexion über vergangene Ereignisse und die Vorwegnahme der Zukunft können zwar Teil der menschlichen Erfahrung sein, aber ein übermäßiges Verweilen in diesen Gedanken kann uns davon abhalten, im Hier und Jetzt präsent zu sein. Die Vergangenheit ist nicht mehr zu ändern, und die Zukunft bleibt ungewiss – was die Wichtigkeit unterstreicht, den Widerstand gegen das Leben loszulassen und sich mehr auf positive Aspekte und das gegenwärtige Geschehen zu konzentrieren.

Indem wir unseren Fokus auf das Hier und Jetzt richten und lernen, weniger Zeit damit zu verbringen, über vergangene oder zukünftige Ereignisse nachzudenken, können wir einen friedvolleren Geisteszustand erreichen. Es geht darum, den Widerstand gegen das Leben aufzugeben und die Aufmerksamkeit auf das Positive zu lenken, das sich direkt vor uns befindet. Durch diese Einstellung können wir nicht nur unsere eigene Lebensqualität verbessern, sondern auch einen ruhigeren und erfüllteren Alltag erleben.

Genau wie unsere Trigger und Verhaltensmuster scheint auch die menschliche Neigung, den Fokus auf die weniger positiven Aspekte des täglichen Lebens zu legen, evolutionär bedingt zu sein. Bereits in den frühesten Stadien der Menschheit, als unsere Vorfahren noch als Neandertaler durch die Urwälder streiften, spielte die Wahrnehmung von Defiziten und Mängeln seitens des Umfeldes eine entscheidende Rolle. Potenzielle Gefahren, wie ein bisher unbekanntes Tier oder eine nie dagewesene Wettererscheinung, das Auftauchen einer fremden Gemeinschaft in der Nähe des eigenen Stammes oder die bedrohlichen Geräusche eines Urzeittiers im Unterholz, erhielten besondere Aufmerksamkeit. Diese Faktoren wurden als unmittelbare Bedrohungen angesehen, die jederzeit das Überleben gefährden konnten.

Heute allerdings erscheint es extrem, den Fokus so exzessiv und ausgiebig auf das zu richten, was von uns als negativ empfunden wird.

Gerade in den Industriestaaten sehen wir, wie der evolutionär bedingte Fokus nach wie vor unsere Wahrnehmung der Welt trübt. Oft herrscht hier das 90/10-Prinzip der selektiven Wahrnehmung. In Wirklichkeit laufen 90 Prozent der Dinge optimal, doch das wird von uns als selbstverständlich wahrgenommen: eine größtenteils gute Versorgung und solide Infrastruktur, Zuverlässigkeit in Absprachen und ein zivilisiertes Miteinander im Alltag. Das alles und noch viel mehr vermag uns nicht die Augen zu öffnen. Den Dingen, die schlichtweg gut sind in unserem Leben, schenken wir kaum 10 Prozent unserer Aufmerksamkeit. Im Gegenzug werden unsere geistigen Kapazitäten gerade von den verbleibenden 10 Prozent belagert, die unseren Vorstellungen nicht entsprechen bzw. nicht optimierbar oder schlecht sind. Wir beklagen uns über die Unpünktlichkeit der

Bahn, ohne die enorme Mobilität zu würdigen, die das Schienennetz bietet. Wir ärgern uns über Fehler anderer, über die vermeintliche Dummheit des Autofahrers vor uns, haben große Existenzängste, schimpfen auf alles und jeden und übersehen dabei die vielen Vorteile unseres Lebens. So verschwenden wir 90 Prozent unseres Fokus auf die wenigen Dinge, die nicht gut laufen.

Zwei Beispiele können das verdeutlichen:

Stellen wir uns vor, wir spielen beim Handball das Spiel unseres Lebens. Die Halle ist gefüllt mit dem Klang der jubelnden Menge, und unsere Teamkollegen und wir liefern eine außergewöhnliche Leistung ab. Nach dem Abpfiff, während der Schweiß noch frisch von unserer Stirn tropft und die Endorphine durch unseren Körper schießen, fühlen wir uns unbesiegbar. Wir möchten all unsere Fans, die uns von der Tribüne aus zujubeln, weil wir sensationelle acht Tore erzielt haben, am liebsten gleichzeitig umarmen. Wir schwelgen in Freude, Fülle und Glück. Nach dem Nachhausekommen festigt sich das Glück weiter in uns, verankert sich tief und beginnt sich langsam in eine wunderbare Erinnerung zu verwandeln, von der wir wissen, dass wir sie wahrscheinlich ewig in uns tragen werden. Doch am Montag darauf lesen wir den Bericht in der Zeitung und entdecken, dass ein Mitspieler, der in unseren Augen schlechter gespielt hat als wir, lobend erwähnt und sogar in einem Bild gezeigt wird. Sofort verschwindet die Freude, und etliche negative Gedanken machen sich in unserem Kopf breit. Wir zweifeln an uns. Wir stellen unsere Leistung infrage. Wir können das pure Glück nicht länger genießen, da es von Zweifeln und Enttäuschung überschattet wird.

Oder nehmen wir als Beispiel ein Abendessen, das wir für Freunde ausrichten. Wir geben uns alle Mühe und zaubern ein Festmahl mit vier Gängen, das sich durch eine exquisite Auswahl an Speisen und perfekt abgestimmten Weinen auszeichnet. Alles verläuft reibungslos, und der Wein ergänzt das Essen ideal. Der Abend ist von einer entspannten Atmosphäre geprägt, alle Gäste loben die hervorragende Qualität des Essens und des Weins. Doch beim Abschied wird eine kritische Anmerkung zur Vorspeise gemacht, die etwas zu salzig war und nicht unverzüglich serviert wurde, sodass sie nicht mehr ganz heiß war. Plötzlich konzentriert sich unser gesamter Fokus auf diese beiden negativen Bemerkungen. Die vielen Komplimente verblassen schnell und scheinen plötzlich an Bedeutung zu verlieren. Unsere Nacht wird von diesen Gedanken überschattet; sogar beim Einschlafen kreisen unsere Gedanken noch um das, was an unserem Menü auszusetzen war. Diese negative Fixierung lässt uns die vielen positiven Rückmeldungen vergessen und mindert unsere Freude an einem sonst gelungenen Abend.

Nicht nur in unserem Umfeld ist dieser Fokus spürbar, der sich automatisch auf alles richtet, was verbesserungswürdig ist. Das Defizit schlechthin, als Urzustand der Dinge, wird uns auch über die Medien vermittelt, im Fernsehen oder in den sozialen Medien. Die Suche nach Perfektion ist allgegenwärtig. Die Devise lautet: »Optimierung in allen Lebensbereichen: höher, schneller, weiter, besser, schöner.«

Getrieben von solchen Maximen, ist es für uns Menschen fast unmöglich, nicht in Unzufriedenheit zu verfallen. Ständig mit den eigenen Unzulänglichkeiten konfrontiert zu werden und sie im täglichen Leben widergespiegelt zu sehen, fühlt sich an, als wäre man in einer Welt gefangen, die durchweg mit einem Minuszeichen versehen ist. Dieses Minus als Vorzeichen unserer Wahrnehmung entfernt uns weit von dem, was die Welt tatsächlich zu bieten hat – eine Erkenntnis, die uns erst noch bewusst werden muss. Lenken wir unseren Fokus gezielt auf das Schöne, das Gute und das Erstrebenswerte, dann können wir die Welt als einen Ort voller Fülle und Freude erfahren.

Doch solange wir, ähnlich wie die Abendnachrichten, unseren Blick auf alles richten, was schlecht ist, wird uns die Welt auch schlecht erscheinen.

Das Unheil liegt ebenso im Vergleich. Ob es die retuschierten Bilder in den sozialen Medien sind, der luxuriöse Urlaub, von dem unser Nachbar berichtet, oder dessen neues Auto, das wir beneiden – der vergleichende Blick auf das, was andere haben oder sind, ist selten von Nutzen. Doch die Gesellschaft, in der wir leben, die so stark auf Leistung und das Endprodukt fokussiert ist, zwingt uns fast automatisch dazu. Wir richten unseren Blick auf die Fähigkeiten oder den Besitz anderer und vergessen dabei, was wir selbst haben.

Wenn wir jedoch den Mut finden, aus dem Hamsterrad auszusteigen und die vorherrschende Kultur des »Immer mehr, immer besser« hinter uns zu lassen, kann etwas Unglaubliches geschehen.

»Nicht die Glücklichen sind dankbar.
Es sind die Dankbaren, die glücklich sind.«

Francis Bacon

Blicken wir in andere Länder und Kulturkreise, die sich jenseits unserer Industrienationen und technisierten Welt befinden, so offenbart sich uns ein ganz anderes Bild. Die Freude über das Leben dominiert dort oft und erzeugt eine ganz andersartige, ja heilsame Lebensenergie.

Diese Lebensenergie ist auch für uns erreichbar.

Und wieder landen wir bei der Frage: Worauf legen wir den Fokus? Konzentrieren wir uns auf all die Defizite, Krankheiten, Konflikte, Mängel? Oder wollen wir den Unterschied machen und uns auf die Fülle des Lebens und, damit einhergehend, auf die Gesundheit und das Glück konzentrieren? Die Entscheidung, in welcher Gestalt uns die Welt begegnet, liegt tatsächlich bei uns.

Der Schlüssel, um die Welt anders erleben zu können, lautet: *Dankbarkeit. Dankbarkeit, Liebe, Mitgefühl* – auf diesen drei Grundpfeilern können wir unser Fundament errichten, um ein Leben in Fülle und Gesundheit zu führen.

Studien zeigen, dass Glück besonders bei Menschen zu finden ist, die Dankbarkeit tief in sich verankert haben.[15] Dieses Gefühl der Dankbarkeit dient nicht nur als Schutz vor Unzufriedenheit, sondern beeinflusst auch die ausgestrahlte Frequenz und damit die Energie, die jemand in die Welt sendet. ***Menschen, die Dankbarkeit leben, strahlen höhere Frequenzen aus – was ein Energiefeld erzeugt, das Fülle, Gesundheit, Erfolg und Glück nicht nur widerspiegelt, sondern auch anzieht.***

Diese dankbaren Personen werden oft als empathischer, energetischer und hilfsbereiter wahrgenommen als andere. Zudem zeigen sie sich weniger ängstlich, depressiv, wütend, aggressiv, einsam und neurotisch. Dies lässt sich darauf zurückführen, dass die positiven Frequenzen sich im Energiefeld manifestieren und somit Positives anziehen.

Francis Bacon formulierte es prägnant: »*Nicht die Glücklichen sind dankbar. Es sind die Dankbaren, die glücklich sind.*« Damit unterstreicht er, dass Menschen, die Dankbarkeit praktizieren und diese Haltung in ihre Weltanschauung integrieren, tatsächlich jene sind, die wahres Glück erfahren. Das herkömmliche Verständnis von Ursache und Wirkung wird hier auf den Kopf gestellt: Nicht Glück führt zu Dankbarkeit, sondern Dankbarkeit mündet in Glück.

Dankbarkeit besitzt die einzigartige Kraft, uns ins Hier und Jetzt zu versetzen, den gegenwärtigen Moment vollständig zu erfassen, ohne von der Vergangenheit gefangen oder von der Zukunft und ihren Unsicherheiten überwältigt zu sein. Die Frage, wofür wir in diesem Augenblick dankbar sind, lenkt unsere Aufmerksamkeit weg von Sorgen und Grübeleien hin zu dem, was gegenwärtig und positiv ist.

Dankbarkeit schafft eine der höchsten Schwingungen, zu denen wir als Menschen fähig sind, weshalb sie auch ein zentraler Wert in vielen großen Religionen und Kulturen ist. Liebe und Mitgefühl sind eng mit Dankbarkeit verbunden und bilden das Fundament für ein erfülltes Leben.

Indem wir unsere Aufmerksamkeit auf das Positive richten, erhöhen wir unsere eigene Schwingungsfrequenz und ziehen Menschen und Situationen an, die dieser Frequenz entsprechen. Dieser Mechanismus ermöglicht es uns, unser Leben tiefgreifend zu verändern, indem wir eine Welt erschaffen, die reich an den Dingen ist, die wir wertschätzen und nach denen wir streben.

Wir sollten niemals unterschätzen, wie kraftvoll, wie wirkungsvoll Dankbarkeit sein kann. Ein Gefühl, das mit solch hohen Frequenzen schwingt, kann Unglaubliches bewirken. In der Praxis können wir beispielsweise Dankbarkeit schon empfinden, *bevor* die Situation überhaupt eintritt.

Die alten Kulturen haben diese Haltung gepflegt und schon vor etlichen Jahrhunderten das Gefühl der Dankbarkeit ritualisiert. Im alten Ägypten hat man sich mit Festen und Feierlichkeiten den *zukünftigen* Fluten des Nils dankbar gezeigt. Die amerikanischen Ureinwohner haben stets mit Regentänzen das Wasser zelebriert und den Niederschlag in Dankbarkeit gefeiert, und zwar *bereits im Vorfeld!* Alte afrikanische Stämme haben vor der Jagd Zeremonien gefeiert und zeigten sich dankbar für das Wild, das sie *künftig* erlegen würden.

Zu Beginn mag dies ungewohnt erscheinen, doch ***die Kunst liegt darin, positive Emotionen für etwas zu empfinden, das noch nicht eingetreten ist.*** Da unser Gehirn nicht zwischen Realität und Vorstellung unterscheiden kann, erzeugen wir bereits den gewünschten Zustand in unserem System. Dies aktiviert die Freisetzung von Heilungshormonen und Neurotransmittern und führt zu einem neuen Selbstverständnis, das sich an diese neue Realität anpasst. Wie Einstein sagte: »Geist steuert Materie.«

Das Resonanzgesetz ist fundamental auf dem Weg zu einem Leben voller Glück, Fülle und Liebe. Um Gesundheit ganzheitlich zu erfahren, ist es wesentlich, dir deiner emotionalen Frequenzen bewusst zu sein, die du im Alltag aussendest.

Eine Methode, um unsere Frequenz positiv zu beeinflussen, ist abgeleitet von der Meta-Meditation.

Egal, ob wir durch die Straßen gehen, in den Feldern spazieren oder am Freitagabend in der Schlange im Supermarkt stehen – wir können den Menschen um uns herum Positives wünschen. ***Sätze wie »Sei gesegnet«, »Mögest du in Frieden sein«, »Auf dass du gesund bist und bleibst«, »Mögest du in Liebe sein« und »Mögest du stets gelassen bleiben«, innerlich ausgesprochen, verändern unsere Resonanz.*** Obwohl die angesprochenen Personen nicht bewusst Bescheid wissen, werden die positiven Energien einen Einfluss auf sie haben. Diese Wünsche verändern auch unsere eigene Frequenz und damit unsere Ausstrahlung und Anziehung.

Diese positiven Energien erreichen sogar Personen, mit denen wir momentan vielleicht Konflikte haben, und diese Methode kann bestehende Spannungen mildern. Beziehungen, die festgefahren und von negativen Gefühlen geprägt sind, können sich lockern, wenn wir beginnen, Positives, Schönes und Liebevolles zu senden. Das Gegenüber spürt diese positive Energie, und Veränderungen im zwischenmenschlichen Bereich können initiiert werden.

Die Einführung von Dankbarkeitsritualen in den Alltag ist eine weitere wirkungsvolle Methode, um positive Resonanzen in unserem Leben zu fördern. Solche Rituale ermöglichen es, den Tag bewusst mit einer Haltung der Dankbarkeit zu beginnen. Indem wir uns jeden Morgen fragen, wofür wir dankbar sind – sei es ein warmes Bett, ein Dach über dem Kopf oder der gefüllte Kühlschrank –, lenken wir unseren Fokus auf das Positive in unserem Leben.

Dieser erste klare Gedanke des Tages bringt uns in eine Haltung der Dankbarkeit, die uns wiederum dabei unterstützt, Fülle und Glück in unser Leben zu ziehen. Indem wir unsere Aufmerksamkeit auf das lenken, was wir bereits haben und schätzen, stärken wir unsere inneren Ressourcen und setzen damit einen Gegenpol zu dem häufig automatisierten Fokus auf das Negative.

Dankbarkeitsrituale müssen nicht auf den Morgen beschränkt bleiben; sie können bei zahlreichen Gelegenheiten im Laufe des Tages praktiziert werden, zum Bespiel während der Hausarbeit. Anstatt sich über die nervige Pflicht aufzuregen, jeden Teppich im Haus staubsaugen zu müssen, können wir dankbar für das warme und wohltuende Gefühl unter unseren Füßen sein, das diese Teppiche uns bieten.

Leben wir in einem Haus mit vielen Räumen, so können wir uns über all die Fläche aufregen, auf die sich der Staub setzt, oder wir freuen uns einfach, dass uns so viel Raum zum Atmen, für Kreativität und Leben zur Verfügung steht.

Letztlich haben wir die Wahl, wie wir den Dingen in unserem Leben begegnen: entweder mit Widerstand und Unzufriedenheit oder mit einer Haltung der Dankbarkeit, die positive emotionale Frequenzen erzeugt und entsprechend positive Resonanzen in unser Leben zieht.

Das »Wie« ist entscheidend: Wie begegnen wir dem Leben und all dem, was sich darin befindet und auf uns wartet? Lege ich über all meine Tätigkeiten und Gedanken Dankbarkeit? Oder aber begegne ich den Dingen in der Welt mit Widerstand, negativen Emotionen oder gar mit Hass? Ersteres wird uns erfüllen, Letzteres hingegen wird uns nur runterziehen und Energien aufzehren.

Zu Beginn reicht es, einzelne Situationen, die wir kennen und die sich wiederholen, ins Visier zu nehmen. Wir können versuchen, ihnen anders zu begegnen, indem wir positive Aspekte hervorheben und uns nicht gleich auf das Negative stürzen.

Wenn es regnet, werden wir nass, das ist klar. Aber die Erde erhält auch wichtige Nährstoffe und durchflutet damit den Boden. Dadurch erneuert sie sich und bietet Pflanzen den perfekten Grund zum Wachsen. Dieser Gedanke bringt viel Schönes mit sich, oder?

»Danken ist eine Liebeserklärung an das Leben.«

Irina Rauthmann

Wir haben nun einfache Methoden kennengelernt, Dankbarkeit zu etablieren, die im Alltag leicht durchführbar sind. Ihre Wirkung ist ungleich größer als der geringe Aufwand, der dafür betrieben wird.

Eine Methode, die vielleicht etwas mehr Zeit in Anspruch nimmt, ist das Anlegen und Führen eines **Dankbarkeitstagebuchs.** Idealerweise nehmen wir uns dafür zehn Minuten Zeit, zu einem angenehmen Zeitpunkt unseres Tages – morgens, mittags oder abends. Dann schreiben wir auf, wofür wir im Leben dankbar sind, und achten darauf, jedes Wort sorgfältig zu wählen. Und wenn am Ende nur ein Satz dasteht, ist es dennoch ein Satz, der unserem Innersten entspricht und Freude bereitet. Dieser Prozess birgt Liebe und Fürsorge in sich, sodass die Schwingungen weit reichen und positive Resonanzen erzeugen. Die Verschriftlichung verstärkt die Wirkung der Dankbarkeit und festigt sie in unserem Bewusstsein.

Die Ergebnisse, die mit dem Anfertigen eines Dankbarkeitstagebuchs einhergehen, sind erstaunlich. Studien haben belegt, dass insbesondere Menschen, die an Depressionen leiden, eine messbare Verbesserung durch das Schreiben herbeiführen können.[16] Man hat depressive Menschen zehn Wochen lang begleitet und untersucht. Diejenigen, die in ein Dankbarkeitstagebuch geschrieben haben, waren im Schnitt 25 Prozent glücklicher als diejenigen, die dies versäumt haben.

In unserem Streben nach einem erfüllten, gesunden Leben hat uns die Reise durch dieses Kapitel gezeigt, wie kraftvoll und transformierend Dankbarkeit wirklich sein kann. Dankbarkeit ist mehr als nur ein Gefühl; sie ist eine Haltung, dank der wir in jedem Moment das Gute sehen und schätzen. Sie führt uns weg von der Fixierung auf das, was fehlt oder was besser sein könnte, hin zu einer Wertschätzung dessen, was ist. Indem wir lernen, in Dankbarkeit zu leben, öffnen wir unsere Herzen für die unzähligen Geschenke des Lebens.

Dieses Kapitel mag zu Ende sein, doch die Reise hin zur Dankbarkeit ist es nicht. Sie ist eine lebenslange Praxis, die uns lehrt, in jedem Augenblick präsent zu sein, die Fülle des Lebens zu erkennen und unsere Energien auf das auszurichten, was wahrhaft zählt. Möge die Praxis der Dankbarkeit auch dein Leben mit Freude, Frieden und tiefer Zufriedenheit erfüllen.

Übung

Wir haben gesehen, dass wir Dankbarkeit mit Leichtigkeit im Alltag zelebrieren können. Indem wir hier und da ritualisiert Dankbarkeit üben und leben, aber auch Dankbarkeit in Form von Segenswünschen senden, stärken wir uns selbst. In höheren Frequenzen lebt es sich nicht nur glücklicher, sondern auch gesünder, da wir dadurch in entsprechende Resonanzen gehen.

Eine weitere Möglichkeit, um Dankbarkeit zu trainieren und zu leben, eröffnet sich uns durch die sogenannten »Powerfragen«. Streue sie zu jeder Zeit in deinen Alltag ein und bringe dich so ganz automatisch in eine höhere Frequenz:

- Was macht mich in meinem Leben glücklich?
- Was löst dieses Glücksgefühl aus?
- Was finde ich momentan in meinem Leben aufregend?
- Worauf bin ich in meinem Leben stolz?
- Wofür bin ich in diesem Moment dankbar?
- Was genieße ich in diesem Moment ganz besonders?

Ritualisiert im Alltag, richten diese Fragen den Fokus sehr stark auf Positives, auf das, was unser Leben erfüllt. Wichtig ist, dass wir die Dankbarkeit mit Worten zum Ausdruck bringen! Im Hinblick auf unser Zusammen- und Miteinandersein kann diese verbalisierte Dankbarkeit den Unterschied machen, Beziehungen zum Besseren wenden. Dankbar sein, weil die anderen da sind, dass für uns etwas getan wurde, schlichtweg dafür, dass die anderen sind. Aber auch für ihre Art und ihren Charakter, ihre Hilfe in der Vergangenheit und ihre sichere Unterstützung für die Zukunft. Durch Dankbarkeit öffnet sich das Herz, und Bindungen können erneut gefestigt werden.

HOLISTIC **HEALING**

KAPITEL 7

HEILUNG IM BEWUSSTSEIN – DIE REISE ZUR INNEREN GELASSENHEIT

Auf unserer Reise hin zu einer ganzheitlichen Heilung, die sich in Fülle und Gesundheit auf allen Ebenen manifestiert, kommen wir nun zur höchsten Ebene: der Ebene des Bewusstseins. Energie und Bewusstsein legen sich über die drei Ebenen – die körperliche, die mentale und die emotionale Ebene. Je tiefer wir diese Ebenen auf unserem Heilungsweg integrieren, desto stärker spüren wir ihre Auswirkungen.

In besonderem Maße ist es hier wichtig, über die Entwicklung von innerer Gelassenheit und Bewusstsein zu sprechen.

Auf dem Pfad zur inneren Gelassenheit bildet die Akzeptanz jeder Gegebenheit in ihrer vollen Komplexität den Ausgangspunkt. Durch die Akzeptanz des Lebens, mit all seinen Facetten und Überraschungen, nähern wir uns einem Zustand der Ruhe. Es geht darum, die Vielfalt und die Herausforderungen des Lebens willkommen zu heißen. Diese Einstellung ist grundlegend für die Entwicklung unserer inneren Ruhe und des Bewusstseins.

Unser Streben nach Fülle, Glück, Gesundheit und Erfolg führt uns zu der Erkenntnis, dass alles in unserem Leben – was wir besitzen, was uns umgibt, wer wir sind – genau so sein soll, wie es ist. Die Idee von Fehlern sollten wir aus unserem Bewusstsein entfernen. Wir alle wurden einzigartig geschaffen: mit einem Körper, der nur uns gehört, einem Geist, der sich von allen anderen unterscheidet, und einer Seele, die unsere Essenz ausmacht. Indem wir uns so anerkennen, wie wir sind, und das Leben so annehmen, wie es uns begegnet, erkennen wir, dass unsere Erfahrungen wertvoll und richtig sind, frei von jeglichen Fehlern.

Indem wir diesen Gedanken vertiefen, sehen wir ein, dass alle Emotionen, die wir durchleben – in ihrer rohen, unverfälschten Form – genau die Erfahrungen darstellen, die wir in jenen Momenten durchleben sollen. Es ist entscheidend, zu verstehen, dass Gefühle nicht in Kategorien von »gut« oder »schlecht« fallen. Sie sind vielmehr unmittelbare Erlebnisse, die in unserem Sein präsent sind und von uns wahrgenommen werden wollen.

Jedes Gefühl und jede Regung unseres Inneren, die aus unseren Erlebnissen und Erfahrungen hervorgehen, bilden einen fundamentalen Aspekt unserer Menschlichkeit. Durch das Erleben und Erfahren formen und prägen wir uns. ***Es geht darum, jede Erfahrung – mag sie auch herausfordernd oder verwirrend sein – als ein kostbares Geschenk zu sehen.*** Diese Herausforderungen sind es, die uns die Chance bieten, zu wachsen und uns zu entfalten. Unsere Seele wählt dieses irdische Dasein mit all seinen Prüfungen und Herausforderungen, um aus ihnen zu lernen und zu reifen.

Ein Leben ohne Hindernisse, ein Dasein, das frei von Sorgen und Schwierigkeiten verläuft, wird stagnieren und sich nicht weiterentwickeln. Das Wesen des Lebens ist das stetige Werden, das sich in der Auseinandersetzung mit äußeren und inneren Herausforderungen entfaltet. Ohne diese stimulierenden Impulse, ohne die Auseinandersetzung mit dem, was uns widerfährt, würden wir nie das volle Potenzial unseres wahren Selbst entdecken und ausschöpfen können.

So ist es unsere Aufgabe, uns den Erfahrungen des Lebens zu öffnen, sie anzunehmen und aus ihnen zu lernen. Jede Begegnung, jede Schwierigkeit birgt die Möglichkeit in sich, tiefer in die Schichten unseres Seins vorzudringen und Erkenntnisse zu gewinnen, die uns auf unserem persönlichen Weg der Selbstfindung und -verwirklichung voranbringen. Indem wir uns den vielfältigen Facetten des Lebens stellen, erkennen wir die unendlichen Möglichkeiten des Wachsens und Werdens. Wir sind hier, um zu lernen, uns zu entwickeln und schließlich zu dem zu werden, was wir im Kern unseres Wesens schon immer waren: ein Spiegelbild der unermesslichen Vielfalt und Tiefe des Lebens selbst.

»Wer immer tut, was er schon kann,
bleibt immer das, was er schon ist.«

Henry Ford

Wachstum und Entwicklung entfalten sich oft an den rauesten Rändern unserer Existenz, in den Momenten, in denen wir uns Herausforderungen und scheinbar unüberwindlichen Hürden gegenübersehen. Jeder von uns hat wohl schon Situationen erlebt, die im ersten Moment als katastrophal und zutiefst schmerzhaft empfunden wurden. Doch wenn der Sturm sich legt, die Zeit ihre heilende Wirkung entfaltet hat und wir einen Blick zurückwerfen, offenbart sich uns eine tiefere Wahrheit: Gerade jene Ereignisse, die uns bis ins Mark erschüttert und unser Leben auf den Kopf gestellt haben, waren oft die Wegweiser zu unserem wahren Selbst.

Diese turbulenten Phasen, begleitet von Veränderung und Umbruch, haben die Kraft, uns zu formen und zu gestalten – manchmal auf eine Weise, die wir uns in unseren kühnsten Träumen nicht vorstellen konnten. Hätten wir nicht die Tiefe des Schmerzes, die Bitterkeit der Enttäuschung oder den kargen Geschmack des Verlusts gekostet, wären wir niemals zu der Person gereift, die wir heute sind. Es ist das Ringen mit den Widrigkeiten, das Suchen und schließlich Finden von Lösungen, das uns an jenen Ort bringt, an dem wir nun stehen.

Alles, was uns im Leben begegnet, sei es eine zerrissene Beziehung, Krankheit oder der Verlust materieller Güter, birgt in sich die Saat für Transformation und Erneuerung. Ohne diese tiefgreifenden Erfahrungen hätten wir nie die Wege eingeschlagen, die uns zu unserem jetzigen Ich geführt haben. Jedes Hindernis, jede Prüfung ist ein Ruf zum Aufbruch, eine Aufforderung, tiefer in die Schichten unseres Seins vorzudringen und die verborgenen Schätze zu entdecken, die dort auf uns warten.

Es ist eine Reise, die Mut erfordert – den Mut, sich den dunkelsten Nächten unserer Seele zu stellen, den Mut, sich von alten Mustern zu lösen, und den Mut, dem Unbekannten mit offenem Herzen zu begegnen. Auf diesem Pfad lernen wir, dass jede Erfahrung, jedes scheinbare Scheitern, nicht das Ende, sondern vielmehr ein Sprungbrett zu neuen Ufern, zu unentdeckten Möglichkeiten ist. Wir beginnen zu verstehen, dass im Kern jeder Herausforderung eine Chance liegt – eine Chance auf Wachstum, auf tiefere Einsicht und letztendlich auf die Verwirklichung unserer wahren Bestimmung.

In diesem Sinne werden wir zu Schmieden unseres Schicksals, gestalten unser Leben bewusst durch die Art und Weise, wie wir mit den auf uns zukommenden Stürmen umgehen. Jede Begegnung, jede Schwierigkeit wird zu einem Lehrmeister, der uns zeigt, wie widerstandsfähig, wie anpassungsfähig und wie kreativ wir sein können, wenn wir nur bereit sind, uns den Flüssen des Lebens hinzugeben und uns von ihnen zu neuen Ufern tragen zu lassen.

»Der erste Schritt in Richtung Veränderung ist Erkenntnis. Der zweite Schritt ist Akzeptanz.«

Nathalie Branden

Wenn wir uns den Herausforderungen des Lebens mit einem klaren Ja stellen, bahnen wir den Weg für den natürlichen Fluss der Ereignisse. Indem wir den Mut finden, den Schwierigkeiten direkt ins Auge zu blicken, mit Präsenz und einer offenen Neugier, beginnen wir zu erkennen, was in dem Moment wirklich vor sich geht. Dieses Erkennen führt uns weg vom Kampf, von der Abwehr, hin zu einer Haltung der Akzeptanz und Gelassenheit. Aus dieser inneren Ruhe heraus eröffnen sich uns neue Perspektiven, um mit den Gegebenheiten umzugehen, sie möglicherweise zum Positiven zu wandeln und Raum für neue, heilsame Entwicklungen zu schaffen – ganz ohne Widerstand, ohne den Drang zu kämpfen.

In Momenten der Herausforderung ist es besonders wichtig, den Parasympathikus zu aktivieren, um in einen Zustand der Entspannung zu gelangen. Ein tiefes Durchatmen kann dabei helfen, das Gehirn und insbesondere den Neokortex – unser Zentrum für logisches Denken – aktiv und aufnahmefähig zu halten. Wenn wir uns in einem Modus des Kampfes befinden, tendiert unser Gehirn dazu, gerade diesen Bereich zu deaktivieren, was uns in unserer Fähigkeit einschränkt, klare und rationale Entscheidungen zu treffen.

Die Kunst besteht darin, auch in stürmischen Zeiten die Ruhe zu bewahren, tief durchzuatmen und sich bewusst zu machen, dass jede Herausforderung, jeder Konflikt eine Gelegenheit zum Wachstum und zur Entwicklung darstellt. Indem wir das Leben und seine unzähligen Facetten annehmen, wie sie sind, lernen wir, mit ihnen zu arbeiten, statt gegen sie anzukämpfen. Anfangs mag es schwierig sein, sich in herausfordernden Situationen daran zu erinnern.

Doch mit etwas Abstand zu den Problemen fällt es leichter, sich in dieses Bewusstsein zu versetzen. Je häufiger wir diese Haltung praktizieren, desto schneller wird sie sich auch zukünftig festigen.

Das Leben selbst, mit all seinen unerwarteten Wendungen und Prüfungen, fordert uns auf, es anzunehmen und zu nutzen, um daraus zu lernen und zu reifen. Es lehrt uns, in jedem Moment präsent zu sein, zu atmen und in der Gewissheit zu verweilen, dass alles seinen Sinn und Zweck hat – egal, was auch immer passiert. Mit dieser Haltung können wir nicht nur die Herausforderungen des Lebens meistern, sondern sie auch als wertvolle Lektionen begrüßen, die uns auf unserem Weg zu tieferem Verständnis, größerer Weisheit und letztendlich zu wahrer Fülle und Glück begleiten.

Indem wir lernen, auf den Wellen des Lebens zu tanzen, statt gegen sie anzukämpfen, öffnen wir uns für die unendlichen Möglichkeiten des Wachstums und der Selbstentfaltung.

Eine weitere Methode, um innere Gelassenheit zu erlangen und zu festigen, lautet:

»Change it, leave it, or love it.«

Ändere es, lass es oder liebe es. Immer dann, wenn wir uns mit einem Problem konfrontiert sehen, stellen wir uns die folgenden drei Fragen:

1. Kann ich die Situation ändern?
2. Wenn ich das nicht will oder nicht kann: Kann ich die Situation verlassen?
3. Wenn ich das nicht will oder nicht kann: Kann ich die Situation annehmen?

Diese drei simplen Fragen eröffnen uns eine frische Perspektive auf das Leben und die Herausforderungen, denen wir gegenüberstehen.

Treffen wir beispielsweise im Alltag auf Menschen, die uns emotional herausfordern und unsere Energie rauben, dürfen wir uns fragen: »Kann ich diese Person und die Umstände unserer Begegnung ändern?« Ist die Antwort darauf ein klares Nein, führt uns die nächste Frage weiter: »Ist es mir möglich, die Situation oder den Menschen zu meiden?« Und wenn auch hier die Antwort »Nein« lautet, leitet uns ein tiefer Atemzug zur letzten Einsicht: »Love it.« Solange du die Gegebenheiten nicht ändern kannst oder willst, du die Situation nicht verlassen kannst oder willst, versuche ihr mit Liebe zu begegnen.

Diese drei Fragen, die wir uns ruhig und bedacht stellen, führen zu der Erkenntnis, dass wir Menschen und Situationen akzeptieren sollten, wie sie sind. Es ist fruchtlos, Tage, Wochen oder gar Jahre im Kampf gegen wiederkehrende Probleme und Personen zu verschwenden, in der Hoffnung, irgendwie eine Verbesserung herbeizuführen. Wir verschwenden oft unsere wertvolle Energie an Dinge, Menschen und Situationen, die außerhalb unserer Kontrolle liegen. Es ist nicht notwendig, das Leben umzukrempeln, um Glück und Fülle zu erfahren. Stattdessen können wir als stille Beobachter präsent sein, das Leben annehmen, wie es kommt, und lernen, in jedem Moment die Fülle zu sehen, die bereits existiert.

Wir alle kennen solche Situationen, haben sie schon erlebt oder zumindest von jemandem gehört, der sich darüber mächtig aufgeregt hat – vielleicht waren wir das sogar selbst.

Neben dem Wetter, über das wir uns in Deutschland gerne aufregen, obwohl wir es nicht ändern können, gibt es ein weiteres, allbekanntes Szenario, das viele so richtig aufregt: Stau.

Stellen wir uns das einmal vor, tauchen ein in dieses Erlebnis, mit all seinen Emotionen: Wir sind in Eile, müssen dringend zu einem wichtigen Termin, bereiten uns innerlich auf ein anspruchsvolles Gespräch vor, und gerade, als wir die Autobahnauffahrt nehmen, sehen wir das stehende Ende einer langen Fahrzeugschlange. Kompletter Stillstand.

Die Gefühle überwältigen uns: Wut, Angst, Frustration, alles auf einmal. Wir machen uns Sorgen, was unser wartender, zukünftiger Gesprächspartner denken könnte, besonders weil wir ihn mit unserer Zuverlässigkeit und Pünktlichkeit beeindrucken wollten. Unsere Vorstellungen vom Verlauf des Termins und unsere Erwartungen verschärfen die Lage nur noch. Man möchte vor Frustration ins Lenkrad beißen. Wir werfen jede Minute einen Blick auf die Uhr, als könnten wir den Stau damit auflösen. Selbst wenn sich der Stau unerwartet innerhalb der nächsten zehn Minuten auflöst und wir gerade noch rechtzeitig zu unserem Termin kommen, sind wir dennoch schweißgebadet, vollkommen gestresst und weit davon entfernt, unsere beste Leistung abrufen zu können.

Lass uns diese Situation einmal mit der »Change it, leave it, or love it«-Methode betrachten:

»Change it!«

Unmöglich – von Zauberhand oder allein durch die Kraft deiner Gedanken wird sich der Stau nicht auflösen.

»Leave it!«

Unmöglich – es sei denn, in der Nähe ist eine Ausfahrt.

Also: »Love it!«

Liebe es.

Nehmen wir die Situation doch einfach an, wie sie ist. Es ist in Ordnung. Wir können die Umstände nicht ändern, und wir können uns nicht aus ihnen herauszaubern. Lassen wir sie zu, akzeptieren wir sie als einen Teil dessen, was einfach geschieht. Nicht mehr und nicht weniger. Unser Ärger, unsere Wut, unsere Angst – nichts davon wird die Lage ändern oder die Folgen beeinflussen.

Wenn wir es schaffen, das »Okay-Mantra« und das »Danke-Mantra« (siehe die Übung am Ende dieses Kapitels) in Verbindung mit »Change it, leave it, or love it« nicht nur zu praktizieren, sondern zu einem Teil unseres Seins zu machen, kann sich gesundheitlich enorm viel zum Positiven verändern. Allein durch die Reduzierung des Stresslevels und die gleichzeitige Stärkung unserer inneren Gelassenheit lösen wir schon vieles auf, was uns und unserem Körper schadet.

Die Erkenntnisse, die wir dadurch gewinnen, und die Schlüsse, die wir für unser Leben daraus ziehen, bilden den wahren Kern dieser Übung. Es gilt zu erkennen, zu akzeptieren und mit Dankbarkeit den Weg zu gehen, der uns nicht nur zu innerem Frieden führt, sondern auch unsere körperliche und seelische Gesundheit nachhaltig stärkt.

> *»Gefühle kommen und gehen wie Wolken am Himmel. Das achtsame Atmen ist mein Anker im Hier und Jetzt.«*
>
> *Thich Nhat Hanh*

Im Zentrum unseres Seins stehen wir vor der Herausforderung, Situationen, wie sie sind, zu akzeptieren.

Nehmen wir als Beispiel noch einmal den Stau: Wir befinden uns darin. Wir können es nicht ändern. Sollten wir trotz unserer Bemühungen um Gelassenheit feststellen, dass Ärger in uns hochkocht, haben wir die Möglichkeit, auch dieses Gefühl anzuerkennen.

Es geht nicht darum, zu erzwingen, ständig gelassen zu sein, und dabei unsere wahren Emotionen zu unterdrücken! Wenn Emotionen aufsteigen, dürfen wir ihnen ohne Wertung begegnen und sie zulassen. Der wahre Kunstgriff liegt darin, sich ihnen nicht entgegenzustemmen. Ein weiterer Schritt der Annahme ist es, auch die etwa aus Ärger resultierenden Reaktionen zu akzeptieren.

Alles in unserem Leben verdient es, angenommen zu werden, denn es ist Teil unserer Existenz. Es ist wichtig zu verstehen, dass wir nicht immer Kontrolle über unsere Reaktionen haben. Unsere Prägungen, die Lebenserfahrungen, die uns geformt haben – insbesondere schmerzhafte Ereignisse –, führen manchmal zu spontanen Reaktionen im Hier und Jetzt.

Annahme ist jedoch nicht dasselbe wie behäbige Akzeptanz. Wenn wir beleidigt werden oder jemand uns absichtlich Schaden zufügen möchte, müssen wir dies nicht einfach hinnehmen. Wir dürfen darauf reagieren, allerdings aus einem veränderten Bewusstseinszustand heraus. Wir reagieren nicht mehr reflexartig, sondern bewusst. Das ist der entscheidende Unterschied.

Wir bleiben in unserer inneren Mitte. Dies bedeutet, dass wir Beleidigungen oder Verletzungen zwar annehmen, unsere Reaktion jedoch aus einem Zustand innerer Stärke und Ruhe heraus erfolgt. Die Reaktion muss dabei nicht zwangsläufig nachgiebig oder friedfertig sein; sie darf authentisch sein, wie sie in dem Moment entsteht – auch wenn sie ein entschiedenes »Stopp!« beinhaltet.

Reaktionen, die aus unserem inneren Kern kommen, sind legitim und ein Teil unseres Daseins. Wir erkennen sie an, ebenso wie die Schlussfolgerungen, die wir aus solchen Begegnungen ziehen. Entscheiden wir beispielsweise, uns von jemandem zu distanzieren, der uns wiederholt Energie entzogen und Schmerz zugefügt hat, anerkennen wir auch diese Entscheidung. Es ist also nicht nötig, alles stillschweigend zu akzeptieren.

Es gilt, die Ereignisse des Lebens zunächst einmal als gegeben zu akzeptieren und aus einem Zustand innerer Ruhe heraus zu reagieren. Die wahre Meisterschaft offenbart sich darin, auch inmitten negativer Emotionen in unserer Mitte verankert zu bleiben, unabhängig davon, was um uns herum geschieht. Ein entschiedenes Ja zu den Gegebenheiten des Lebens auszusprechen und aus einem Zustand der Gelassenheit zu handeln, ist essenziell.

Diese Gelassenheit ist nicht nur ein Schlüssel zur Gesundheit, sondern auch der Wegweiser zum wahren Selbst. Indem wir achtsam erleben, was geschieht, was wir denken und wie wir agieren, schärfen wir unser Bewusstsein. Je tiefer unser Verständnis für uns selbst, unsere verborgenen Überzeugungen und unsere Reaktionsweisen wird, desto näher kommen wir der Möglichkeit einer ganzheitlichen Heilung. Das Streben, ein umfassendes Bewusstsein für all diese Aspekte zu entwickeln, ist das eigentliche Ziel. Mit einem klaren Bewusstsein können wir eine innere Ruhe erreichen, aus der heraus das Leben sich mühelos entfaltet und Gesundheit sich auf natürliche Weise manifestiert.

In jedem Augenblick bewusst und aufmerksam zu sein, führt uns zu einem Leben, in dem der innere Beobachter uns zum Handeln anleitet, statt dass wir unreflektiert auf Automatismen reagieren. Aus dieser inneren Stille heraus können wir entschleunigen und eine Gelassenheit entwickeln, die uns befähigt, Menschen und Situationen so anzunehmen, wie sie kommen. Diese Gelassenheit schafft eine veränderte innere Einstellung, die nicht nur unsere Sicht auf einzelne Situationen, sondern unsere gesamte Lebenshaltung positiv beeinflusst.

Mit dieser neuen Lebenshaltung erwacht das Bewusstsein für unsere wahre Natur. Wir erkennen immer mehr, dass wir in unserem Kern bereits vollkommen sind. Die Vielzahl an Erlebnissen und Erfahrungen, die uns geprägt haben, macht uns zu dem, wer wir sind – und das ist in sich perfekt. Das Leben, mit all seinen Facetten, soll genau so sein, wie es ist. Diese Erkenntnis führt uns zu einer tiefen Präsenz und einem Sein, das uns die Vollkommenheit unseres eigenen Wesens offenbart. Wir verstehen, dass wir nichts im Außen verändern müssen, um Erfüllung zu finden, denn alles, was wir suchen, tragen wir bereits in uns.

Glück und Zufriedenheit schlummern im Grunde unter der Oberfläche und warten auf uns in der Stille. Die Stille zu umarmen, aus der Ruhe zu handeln, innere Gelassenheit zu leben – dadurch erfahren wir wahres Glück. Solange wir immer nur in Gedanken gefangen sind, zwischen der Vergangenheit, die wir nicht ändern können, und der Zukunft, die noch ungewiss ist, wird uns das Glück verwehrt bleiben.

Wenn wir jedoch innehalten, nicht nach irgendetwas streben, was aus überzogenen Vorstellungen und Ängsten geboren wurde, keinen Verheißungen mehr nachrennen, erreichen wir das wahre Glück. Wir geben dadurch erst dem Leben die Chance, sich durch uns zu erleben.

Indem wir die Pforten unseres Geistes öffnen und uns dem Fluss des Lebens hingeben, erschließen sich uns ungeahnte Möglichkeiten. Der Schlüssel dazu liegt im inneren Beobachter, einer Instanz, die es uns erlaubt, uns selbst aus einer wertfreien Perspektive zu betrachten. In Momenten der Stille und des Innehaltens verbinden wir uns mit diesem inneren Beobachter und beginnen unsere Reaktionen und unser Sein ganz ohne Wertung zu erleben.

In der Rolle des Beobachters werden wir Zeugen unserer Gedanken: Sie erscheinen, verweilen und ziehen vorüber. Und wir stellen fest: Selbst nachdem ein Gedanke verschwunden ist, bleibt eine Art Präsenz bestehen. Der Beobachter, unser wahrnehmendes Selbst, verweilt. Gedanken und die durch sie hervorgerufenen Emotionen mögen kommen und gehen – Freude, Schmerz, Enthusiasmus –, doch sie verflüchtigen sich wieder. Was immer im Hintergrund bleibt, ist die stille Präsenz, die alles wahrnimmt.

Diese Erkenntnis führt uns zu der Frage, was wir im Kern unseres Seins tatsächlich sind. Wir sind nicht unsere Gedanken, Gefühle oder Körperempfindungen und auch nicht die Summe daraus, sondern vielmehr das, was immer präsent ist und diese Gedanken, Gefühle und Körperempfindungen wahrnimmt, und was immer noch da ist, auch wenn Gedanken, Gefühle und Körperempfindungen längst wieder verschwunden sind. Dieses immerwährende Sein, diese Präsenz, die hinter allem steht, ist das, was uns ausmacht.

Diese Verbindung zu unserem inneren Beobachter, zu dieser unveränderlichen Präsenz, erschließt sich uns vor allem in der Stille. In diesen Momenten der Ruhe erkennen wir, dass da etwas ist, das all unsere Empfindungen und Gedanken wahrnimmt – eine Art reines Sein, ein Bewusstsein, das schwer zu fassen ist. Dieses Bewusstsein hat keine Form, es lässt sich nicht anfassen oder beweisen, und doch ist es die Essenz dessen, was wir sind.

Wir, in unserem tiefsten Kern, sind dieses Bewusstsein. Nicht der Körper oder der Geist definieren uns, sondern das Bewusstsein, das durch uns Erfahrungen macht und sich selbst wahrnimmt. Alles, was materiell ist und uns auf der physischen Ebene begegnet, ist lediglich ein Vehikel, durch das dieses Bewusstsein sich selbst erfährt. ***Letztendlich ist alles, was existiert, aus diesem Bewusstsein geschaffen. Der Sehende, das Sehen und das Gesehene sind eins. Das gleiche Bewusstsein erfährt sich durch verschiedene Menschen, Tiere und Pflanzen selbst. Deshalb heißt es in vielen alten Traditionen: »Wir sind alle eins.«***

Das reine Bewusstsein nimmt unsere Gefühle wahr, unsere Gedanken ebenso wie die Empfindungen unseres Körpers, ob nun Schmerz oder freudige Erregung. All das wird vom Bewusstsein wahrgenommen, es ist aber nicht berührt davon. Das Bewusstsein ist nur da, nimmt wahr. Geräusche, Gerüche, Geschmack, egal, was kommt und geht, davon bleibt das Bewusstsein unberührt.

Reines Sein, reines Bewusstsein.

»Sei jederzeit selbst dein ständiger Beobachter, ganz egal, was du tust.«

Osho

Im Kontrast zum inneren Richter, jener Stimme, die uns beurteilt und oft in Selbstzweifel stürzt, steht der innere Beobachter, der ohne Bewertung einfach nur wahrnimmt. Er betrachtet Gedanken, Gefühle, körperliche Empfindungen und Verhaltensweisen mit einer Art kindlicher Neugier, ohne sie zu kategorisieren oder zu bewerten. Dieser Zustand der wertfreien Wahrnehmung ist auch der Zustand nach dem Erwachen, in dem das Leiden aufhört. Diese Idee vom Ende des Leidens, vom Erwachen, von der Erleuchtung ist ein zentraler Punkt in Philosophien und Religionen weltweit, ob als Samadhi im Hinduismus, Nirvana im Buddhismus, Königreich des Himmels im Christentum oder unter anderen Namen in weiteren Glaubensrichtungen. Es geht letztlich darum, dass das Leiden endet, wenn der Verstand zur Ruhe kommt, wenn das ständige Gedankenkarussell der Bewertungen innehält.

Das reine Bewusstsein, unsere wahre Essenz, die vielleicht unsichtbar ist, aber dennoch existiert, ist der Schlüssel, um unsere Erwartungshaltungen loszulassen. Wenn wir realisieren, dass unser Bewusstsein an sich von Emotionen, Gedanken und Sinneseindrücken unberührt bleibt, erkennen wir, dass im Kern alles eins ist. Das Bewusstsein erlebt sich durch uns – individuell und doch universell verbunden.

Dieses Verständnis, dass wir alle Manifestationen desselben reinen Bewusstseins sind, führt uns zu der tiefen Einsicht, dass nichts und niemand über- oder unterlegen ist. Wir alle entspringen derselben Quelle, sind im Grunde genommen aus demselben Stoff gewebt. Auf der tiefsten Ebene sind wir Teil dieses einen Bewusstseins, das sich durch uns in vielfältigen Facetten erfährt.

Mit dieser Erkenntnis beginnen wir, wahrhaft loszulassen. Es ist nicht mehr nötig, das Leben nach einem perfekten Plan zu gestalten oder es so zu leben, wie wir es uns in unseren Köpfen ausgemalt haben. Wir können uns von den Fesseln unserer Erwartungen befreien, die uns nur einschränken und daran hindern, das Leben in seiner ganzen Fülle zu erfahren. Wir lernen, dass es in Ordnung ist, nicht alles kontrollieren zu müssen, dass das Leben auch ohne unsere ständige Einflussnahme fließt und sich entfaltet. In dieser Akzeptanz finden wir Freiheit – die Freiheit, im Moment präsent zu sein, offen für das, was kommt, ohne festzuhalten oder zu manipulieren.

Dieses tiefere Bewusstsein um unser wahres Selbst und unsere Verbindung zum Ganzen ermöglicht es uns, in jeder Situation Gelassenheit und Frieden zu bewahren. Wir erkennen, dass wir – egal, was im Außen geschieht – in unserem Innersten unverändert und verbunden bleiben. Diese Gelassenheit ist nicht nur der Schlüssel zu persönlicher Gesundheit und Wohlbefinden, sondern auch zum friedvollen Miteinander in der Welt. Sie lehrt uns, mit uns selbst und mit anderen in Liebe und Mitgefühl zu sein, und öffnet die Tür zu einem Leben voller Tiefe, Sinn und Verbindung.

»Der Tod des Egos wird der Beginn deines wahren Lebens sein.«

Osho

Diese Einsicht leitet uns zu einem Zustand des dauerhaften inneren Friedens. Sie befähigt uns, nicht bei jeder Herausforderung reflexartig zu reagieren, sondern bewusst und überlegt zu handeln. Im Kern unserer Existenz, im reinen Bewusstsein, finden wir den Schlüssel zu diesem inneren Frieden. Das Erkennen unserer wahren Natur als Teil des alles umfassenden Bewusstseins wirft Fragen über unser

Ego und unsere Persönlichkeit auf. Wir mögen zwar glauben, dass wir unser Ego, unsere Persönlichkeit sind, denn diese Vorstellung entsteht bereits in den ersten Lebensjahren. Von den ersten Momenten an werden wir in die Rolle unseres Egos gedrängt: »Du bist Herbert ..., du bist Linda ..., du bist Peter ...« Dir werden Eigenschaften zugeschrieben, du wirst bewertet, und so formt sich allmählich eine Persönlichkeit, ein individuelles Bewusstsein. Vor dieser Prägung, in den ersten zwei Lebensjahren, existieren wir jedoch in einem Zustand des reinen Seins, des reinen Bewusstseins, frei von jeglicher Bewertung. Einem Baby wird sicher nicht der Gedanke kommen: »Ich habe es verkackt«, wenn es in die Hose gemacht hat, und es wird bestimmt keine Rachegefühle entwickeln, wenn es mal zwei Stunden zu spät Essen bekommt.

Doch im Laufe der Zeit entfernen wir uns vom Fluss des Lebens und beginnen, unsere Persönlichkeit als unsere wahre Identität zu erfassen. Was uns jedoch wirklich ausmacht, ist nicht diese künstlich geschaffene Persönlichkeit, sondern unser reines Bewusstsein. Unsere Essenz liegt nicht im Bewertenden, der alles in Kategorien einteilt und daraus ein Ego formt, sondern im unscheinbaren, wertfreien Wahrnehmenden im Hintergrund. Es ist eher das passive Gewahrsein aller Erscheinungen als ein aktives Beobachten.

Das Bewusstsein ist wie ein leerer Raum, in dem sich alles ereignet und existiert. Der Raum ist unberührt von dem, was kommt und geht, wie ein Ozean, in dem wir uns allzu oft als eine einzelne Welle sehen und uns verzweifelt bemühen, uns von den anderen Wellen abzuheben – schneller, höher, weiter, breiter. Doch dies ist eine Täuschung, ein Irrglaube. In Wahrheit sind wir Teil des gesamten Ozeans, verbunden und einheitlich in unserem reinen Sein. Wenn wir diese Tatsache erkennen und annehmen, öffnen wir uns für den wahren inneren Frieden und die Erkenntnis, dass wir, über unsere persönlichen Geschichten und Ego-Strukturen hinaus, ein integraler Bestandteil eines größeren, unteilbaren Ganzen sind.

Sobald sich die Persönlichkeit entwickelt, wächst auch der Drang zum Vergleich. Wir wollen besser sein, schneller, schöner, größer. Und eben durch diesen Drang, sich neben andere zu stellen und zu schauen, was uns unterscheidet und worin wir besser sind, entstehen unsere Erwartungen. An uns, aber auch an unsere Mitmenschen.

Wenn wir jedoch erkennen, dass wir nicht die Welle sind, sondern der gesamte Ozean, werden sich diese Erwartungen auflösen. Wir sind weder besser noch schlechter, sondern wir sind eins mit den anderen, vereint in demselben, reinen, einen Bewusstsein.

Alles ist eins.

Reines Bewusstsein ist der Schlüssel.

Das Bewusstsein ist wie eine Leinwand, auf der der Film des Lebens spielt. Das Bewusstsein im Hintergrund nimmt alles wahr, es nimmt all die Farben und Formen des Lebens, all die Gedanken und Gefühle und Eindrücke zwar auf, bleibt aber unberührt. Sobald der Projektor nicht mehr auf die Leinwand strahlt, sind all die Eindrücke verschwunden, die Leinwand jedoch bleibt. So wie das reine Bewusstsein von Dauer ist, auch wenn die Dinge des Lebens kommen und gehen.

Alles, was sichtbar wird, braucht einen Hintergrund, von dem es sich abheben kann. Der Film benötigt die Leinwand, die Schrift benötigt das Papier, und unser Leben benötigt das Bewusstsein, durch das es erst gelebt und wahrgenommen werden kann.

Die Basis dafür, dass etwas kommen und gehen kann, ist das reine Bewusstsein. Und so wie der Film eins wird mit der Leinwand, die man während des Filmes kaum wahrnimmt, sind Gedanken, Gefühle, Körperempfindungen auch verschmolzen mit dem Bewusstsein, das meist im Hintergrund unerkannt bleibt.

Mit dieser Erkenntnis endet die Illusion über die Persönlichkeit. Wir erhalten Klarheit darüber, dass das vermeintliche Ego uns im Weg steht. Damit erst können wir wirklich loslassen und in eine tiefe Heilung gehen.

Auf diesem Pfad zu innerem Frieden werden Entspannung und Gelassenheit zu unseren ständigen Begleitern. Sie befreien uns vom ständigen Eintauchen in das Denken, von der Last, die Vergangenheit oder die Zukunft übermäßig zu bewerten. Unser Vertrauen ins Leben und ins reine Bewusstsein beeinflusst unser Sein im gegenwärtigen Augenblick. Wir verharren im Hier und Jetzt, fest in unserer Mitte verankert, unerschütterlich gegenüber den Stürmen, die uns umgeben mögen.

Diese tiefgreifende Einsicht, dass wir im Kern nichts anderes sind als reines Bewusstsein, bringt eine unerschütterliche Gelassenheit mit sich. Die Idee einer Persönlichkeit, die Entscheidungen aus einem scheinbar freien Willen heraus trifft, verblasst vor dem Verständnis, dass das Leben sich selbst durch uns erfährt, aus einer Quelle des reinen Bewusstseins.

In der Dualität, der Welt, in der sich das Ego bewegt, gibt es tatsächlich einen freien Willen. Die Erkenntnis, dass wir aber nicht wirklich unser Ego sind, eröffnet nun eine andere, höhere Dimension, in der wir nicht mehr frei entscheiden, sondern sich das Leben als Spiel der Quelle darstellt. Die Vorstellung, dass wir durch unseren freien Willen aktiv ins Geschehen eingreifen, enthüllt sich auf einer höheren Ebene also als Illusion. Wir beginnen zu erkennen, dass wir ein Produkt unserer Gene und unserer Konditionierung sind. Diese Erkenntnis befreit uns von dem Glauben, wir seien die alleinigen Schöpfer unseres Schicksals, und leitet uns zu einer tiefen Freiheit und zu innerem Frieden.

Das Loslassen dieser Illusionen, die Erkenntnis, dass wir nicht die Handelnden sind, öffnet die Türen zu einer Freiheit, die jenseits unserer Vorstellungen liegt. Das reine Bewusstsein erlebt sich durch uns, ohne dass wir aktiv steuern oder eingreifen müssen. Aus dieser Position des stillen Beobachters heraus erleben wir das Leben in all seinen Farben, lassen es zu uns kommen und auch wieder ziehen, ohne daran festzuhalten.

Diese tiefgehende Bewusstseinserweiterung und die daraus resultierende Stille und Gelassenheit machen uns unantastbar für äußere Einflüsse. Wir sind nicht länger Sklaven unserer automatisierten Reaktionen oder der Illusionen, die uns binden. Stattdessen leben wir aus einer Quelle der Klarheit und des Friedens, die es uns ermöglicht, jede Situation, jede Begegnung, jede Herausforderung aus einer neuen, befreienden Perspektive heraus zu betrachten.

In dieser Gelassenheit liegt der Schlüssel zu einer Heilung, die weit über das Physische hinausgeht. Sie führt uns zu einer ganzheitlichen Gesundheit, die Körper, Geist und Seele umfasst. Indem wir lernen, im Einklang mit dem reinen Bewusstsein zu leben, öffnen wir uns für eine tiefe, dauerhafte und allumfassende Heilung. So wird der Weg zu innerem Frieden zu einem Weg der Heilung, der uns lehrt, im Hier und Jetzt präsent zu sein, und uns zu wahren Meistern unseres eigenen Lebens macht.

Übung

Mit dieser Übung lernst du, wie du durch den Einsatz von Mantras in herausfordernden Situationen innere Gelassenheit entwickeln und stärken kannst. Dieser Ansatz hilft dir, widrige Umstände als Gelegenheiten zur persönlichen Entwicklung zu betrachten.

1. **Das Okay-Mantra:** Beginne mit dem Okay-Mantra, um dich auf schwierige Situationen vorzubereiten. Wenn du dich einer Herausforderung gegenübersiehst, sage zuerst: »Okay.« Dieses Wort hilft dir, nicht sofort in den Kampfmodus zu schalten oder die Situation abzulehnen. Stattdessen gibst du dir einen Moment des Innehaltens, der es deinem System erlaubt, sich zu beruhigen. Denke dabei: »Okay, das Leben will es gerade so. Das Geschehene kann ich nicht ändern. Ich nehme es an und versuche das Beste daraus zu machen.«

2. **Das Danke-Mantra:** Sobald du das »Okay« verinnerlicht hast, versuche das Gefühl der Gelassenheit noch zu stärken und integriere das Danke-Mantra. Jedes Mal, wenn du dich belastet fühlst oder dich eine Situation triggert, sage: »Ja, danke.« Damit drückst du deine Dankbarkeit aus, die Möglichkeit zu haben, an dieser Herausforderung zu wachsen. Denke dabei: »Ja, danke, dass ich dieser Herausforderung begegnen und daran wachsen darf!«

Nutze diese Mantras regelmäßig, besonders in Momenten der Unruhe oder des Widerstands. Diese Praxis wird dir helfen, mit mehr Akzeptanz und Hingabe an das Leben heranzugehen. Indem du lernst, mit dem Strom des Lebens zu schwimmen, anstatt dagegen anzukämpfen, öffnest du dich für die Lektionen und das Wachstum, die jede Situation bieten kann.

HOLISTIC **HEALING**

KAPITEL 8

SEI EIN LEUCHTTURM FÜR ANDERE!

Auf unserer Reise zur Selbstheilung und beim Erlernen der Kunst des energetischen Heilens sind wir tief in die Vielschichtigkeit unseres Seins, die Bedeutung der Ganzheitlichkeit und die transformative Kraft der Intention eingetaucht. Wir haben entdeckt, dass wahre Heilung über die physische Ebene hinausgeht und eine Harmonisierung von Körper, Geist und Seele erfordert. Dieses Verständnis unterstreicht, wieso Ganzheitlichkeit in der Heilung den entscheidenden Unterschied macht (es bildet auch die Grundlage unserer Online-Ausbildung zum Heiler und Coach).

Heilung ist nicht einfach die Behandlung von Symptomen oder die Beseitigung von Unannehmlichkeiten; es ist ein tiefgreifender Prozess, der uns dazu einlädt, alle Aspekte unseres Seins zu erkennen und in Einklang zu bringen. Es geht darum, die Wurzel von Disharmonien zu verstehen und durch bewusstes Handeln echte Veränderungen auf der mentalen, emotionalen und energetischen Ebene herbeizuführen. Ganzheitlichkeit in der Heilung bedeutet, die Verbindung zwischen unseren Gedanken, Emotionen, unserem physischen Körper und unserem spirituellen Selbst anzuerkennen und zu nähren. Es ist die Anerkennung, dass jeder Teil von uns in einem fein abgestimmten Tanz miteinander verbunden ist und dass die Heilung eines Teils die Harmonie des Ganzen beeinflusst.

Indem wir lernen, uns selbst zu heilen und in unser eigenes Wohlbefinden einzutauchen, öffnen wir uns für die Möglichkeit, diese Heilung auch anderen anzubieten. Die Erfahrungen, die wir auf unserem Weg machen, die Einsichten und Transformationen, die wir durchlaufen, bereichern nicht nur unser eigenes Leben, sondern befähigen uns auch, als Kanal für die Heilung anderer zu wirken. Die Anwendung dessen, was wir selbst erfahren haben, bei anderen Menschen ist ein Akt des Teilens und der Erweiterung des Selbst. Es ist ein Beweis für das tiefe Verständnis, dass wir alle miteinander verbunden sind und dass die Heilung eines Einzelnen zum Wohl des kollektiven Ganzen beiträgt.

Möchtest du deine Gaben nutzen, um anderen auf ihrem Pfad zu Glück, Fülle und Gesundheit beizustehen?

Unsere umfassende **Online-Ausbildung** geht über die Lehren dieses Buches hinaus. Sie ist darauf ausgerichtet, angehenden Heilern nicht nur vertiefte Einblicke zu gewähren, sondern auch durch praktische Anleitungen handfeste Methoden zu vermitteln. Es ist eine Gelegenheit, die Kunst der Heilung zu erlernen, zu praktizieren und zu meistern, damit du als Leuchtturm der Unterstützung und Führung für andere dienen kannst.
Unsere Online-Ausbildung öffnet Türen für eine Vielzahl von Berufsgruppen und Interessierten, die sich für das Wohl anderer einsetzen oder ihre eigene Reise zur Ganzheitlichkeit vertiefen möchten. Sie ist ideal für Therapeuten, Gesundheitsberater, Pädagogen, Atemtherapeuten, Yoga-Lehrer, Energiearbeiter, Psychologen, Lehrer, Coaches und Consultants. Doch nicht nur Fachpersonal findet hier seinen Platz. Auch jene, die tiefgreifende ganzheitliche Gesundheitsprinzipien in ihren Berufsalltag integrieren, nach alternativen Wegen zu ganzheitlicher Gesundheit suchen, eine Selbstständigkeit im Bereich der ganzheitlichen Heilung aufbauen möchten oder effektive Ansätze zur Gesundheitsförderung, Stressbewältigung und Steigerung des Wohlbefindens anstreben, werden in dieser Ausbildung fündig.
Die Ausbildung ist mehr als nur ein Lehrprogramm; sie ist eine Entdeckungsreise zu dir selbst, die in allen Berufen, Beziehungen und Lebenssituationen Anwendung findet. Durch das Erlernen ganzheitlicher Heilungstechniken erlangst du nicht nur tiefere Einblicke in deine eigenen Denkmuster, Emotionen und Verhaltensweisen, sondern auch in die der Menschen um dich herum. Dieser Pfad steht jedem offen, denn die Kunst der ganzheitlichen Heilung trägt jeder in sich.
Als angehender **Holistic Healing Coach** wirst du durch eine umfassende Transformation geführt und in ganzheitlicher Heilung fundiert geschult. Du erlernst, wie du dich selbst und andere in die Kraft der Selbstheilung

führen kannst, und entwickelst ein klares Coaching-Konzept, das sowohl in deinem privaten als auch in deinem beruflichen Leben Anwendung finden kann. Die Ausbildung eröffnet dir die Möglichkeit, dein Leben und das Leben der Menschen um dich herum positiv zu transformieren. Diese innovative Ausbildung überschreitet die Grenzen konventioneller Lehrmethoden und hilft dir dabei, deine einzigartigen Heilkräfte voll zu entfalten.

Basierend auf einem Fundament aus praktischer Erfahrung und persönlicher Entfaltung, statt sich allein auf theoretische Konzepte zu stützen, wirst du eingeladen, tiefer in die Kunst der Heilung einzutauchen als je zuvor. Es ist ein Weg, der dich dazu anleitet, Einsichten und Wahrnehmungen zu gewinnen, die über das übliche rationale Denken hinausgehen, und diese Erkenntnisse dazu zu verwenden, andere auf ihrem eigenen Weg zur Heilung zu unterstützen.

Deine Ausbildung versetzt dich in die Lage, energetische Heilarbeit und Beratung in verschiedenen Formaten anzubieten, darunter persönliche Beratungssitzungen, Online-Kurse und Live-Workshops sowie Seminare. Doch die Anwendung deiner erworbenen Kenntnisse beschränkt sich nicht auf eine professionelle Tätigkeit als **Holistic Healing Coach.** Du hast ebenso die Möglichkeit, mit diesem Wissen das Wohlbefinden deines privaten Umfelds, deiner Familie und Freunde zu fördern, es in deinen beruflichen Alltag zu integrieren, um als Therapeut, Lehrer oder in anderen helfenden Berufen einen positiven Einfluss auszuüben, oder es als kraftvolles Werkzeug für deine eigene persönliche Entwicklung zu nutzen.

Die **Holistic Healing Coach-**Ausbildung ist eine Einladung zu einer tiefgreifenden Reise der Selbstentdeckung und persönlichen Entwicklung. Unter der Anleitung von Matthias Vette und Steffen Lohrer wirst du lernen, deine inneren Heilkräfte zu erkennen, zu aktivieren und effektiv einzusetzen. Dank dieses transformativen Prozesses kannst du deinen wahren Lebenszielen näher kommen und sie mit Mut und Entschlossenheit verfolgen.

Was ist erforderlich, um diesen Weg zu beschreiten? Lediglich deine Offenheit und die Bereitschaft, dich auf dieses Abenteuer einzulassen. Die Ausbildung wird dir die nötigen Werkzeuge an die Hand geben und Richtungen weisen, doch den Schritt musst du selbst tun. Deine neu entfachte Begeisterung und das Erreichen deiner wahren Potenziale werden diesen Weg zu einer lohnenden und erfüllenden Reise machen.

Deine **sechsmonatige transformative Reise** in die Welt der ganzheitlichen Heilung ist in mehrere aufschlussreiche Module unterteilt, die sorgfältig darauf ausgelegt sind, dir nicht nur umfassendes Wissen, sondern auch tiefe Einsichten und praktische Fähigkeiten in ganzheitlicher Heilung zu vermitteln. Um eine intensive Betreuung sicherzustellen und eine Überforderung mit dem Lernstoff zu vermeiden, werden die Module in wohlüberlegten Abständen freigeschaltet, komplett mit gebündelten Lektionen und dazugehörigen Übungsaufgaben auf unserer spezialisierten Ausbildungsplattform.

Ein zentrales Element der Ausbildung ist unser spezielles Klientenbuch. Dieses **praktische Handbuch** dient als Leitfaden und bietet dir und deinen späteren Klienten Sicherheit durch seinen strukturierten Ablauf. Es dokumentiert den Fortschritt jedes Klienten über sechs aufeinanderfolgende Sitzungen. Um dich optimal auf deine zukünftige Rolle vorzubereiten, wirst du zunächst selbst diesen Heilungsprozess durchlaufen. Dadurch wirst du befähigt, die Menschen, mit denen du später zusammenarbeitest, effektiv anzuleiten.

Während deiner gesamten Ausbildungszeit und darüber hinaus bietet dir die Online-Plattform Zugang zu einer **Community,** die als Stütze für dein persönliches Wachstum dient. In diesem Netzwerk kannst du dich mit Gleichgesinnten austauschen, gemeinsam lernen und voneinander profitieren. Die Interaktion in der Community ermöglicht es dir, Erfahrungen, Gedanken und Gefühle zu teilen, während Fragen anderer Teilnehmer neue Perspektiven eröffnen können. Ebenso hast du die Gelegenheit, all deine Fragen zu stellen, die während oder nach deiner Ausbildung aufkommen.

Ein besonderes Feature der Community ist es, dass **Übungsgruppen** gebildet werden können: Hier kannst du gemeinsam mit anderen Teilnehmern das erlernte Wissen und die Techniken praktisch anwenden und vertiefen. Diese kooperative Lernumgebung fördert nicht nur dein Verständnis, sondern auch die Vertiefung deiner Fähigkeiten.

Die Flexibilität der Ausbildung ermöglicht es dir, in deinem eigenen Tempo zu lernen. **Alle Ausbildungsinhalte stehen dir lebenslang online zur Verfügung, sodass du jederzeit und überall, ob am PC oder mobil, auf sie zugreifen kannst.**

Ein Highlight am Ende der Ausbildung ist das 2-tägige **Holistic-Healing-Live-Event** mit Matthias und Steffen. Hier wirst du nicht nur die Gelegenheit für einen wertvollen Austausch mit anderen Teilnehmern und den Ausbildern haben, sondern auch ein einzigartig transformatives Programm genießen, das den Abschluss deiner Lernreise markiert.

Mit dem Abschluss der Ausbildung bist du nicht nur in der Lage, deine eigene Heilung voranzutreiben, sondern auch anderen Menschen auf ihrem Weg zu Gesundheit und Wohlbefinden zu helfen. Du erwirbst die Fähigkeiten, um als **Holistic Healing Coach** tätig zu sein, und kannst dein Wissen sowohl in Einzel- als auch in Gruppensitzungen anwenden. Dank dieser Qualifikation kannst du Menschen dabei unterstützen, ihre innere Balance zu finden und ihre Lebensqualität nachhaltig zu verbessern.

Den Abschluss deiner Ausbildung bilden die Prüfung und die Aushändigung des **Holistic-Healing-Zertifikats,** das deine Kompetenz und Qualifikation als **Holistic Healing Coach** offiziell bestätigt. Damit bist du bestens gerüstet, um deine Berufung zu leben und als Heiler in der Welt einen Unterschied zu machen.

Nimm an unserer Ausbildung teil und beginne das Leben anderer und dein eigenes positiv zu verändern! Buche jetzt dein kostenfreies Beratungsgespräch und sichere dir deinen Platz – dein Weg zum **Holistic Healing Coach** beginnt hier: **www.holistic-healing.academy**

SCAN ME

Erfahrungsberichte

Nachfolgend zwei Erfahrungsberichte von Menschen, die durch **Holistic Healing** eine unglaubliche Transformation erlebt haben:

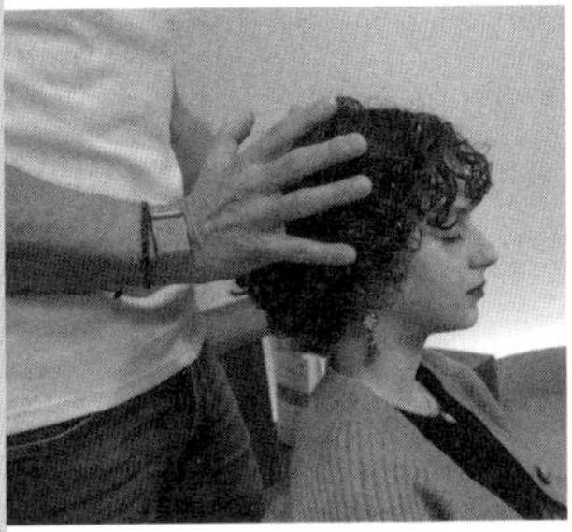

Rosalie S.:
»Ich meditiere nun viel und fühle mich viel zentrierter – das tut so gut! Ich bin viel glücklicher, viel zufriedener mit meinem Sein. Du hast recht mit dem ›End of Suffering‹, Steffen! Sicher kommen dann und wann wieder Herausforderungen, doch bin ich jetzt mehr zum Beobachter geworden. Ich bin dir so dankbar!«

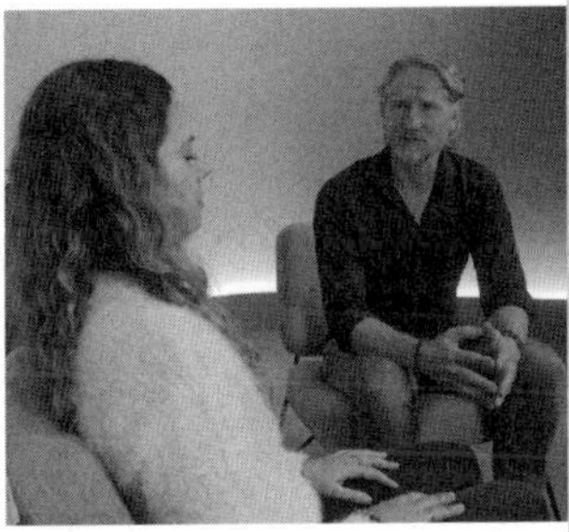

Gabriele B.:
»Ich dachte, was passiert denn hier ..., und da steht er – mein Seelenpartner. Es ist so unfassbar. [...] Ich hätte es nie für möglich gehalten. Gerade ich, die sich stark gefühlt hat – ich schaffe das doch superperfekt alleine –, jetzt steht da dieser wunderbare Mann und haut mich weg, also im positiven Sinne. Ich bin total verzaubert und total glücklich, und durch die Arbeit mit euch hat sich da doch noch einiges in mir gelöst. Ich bin euch total dankbar und wollte euch an diesem wunderbaren Glück teilhaben lassen ..., weil ihr mir da einfach geholfen habt!«

»Da es sehr förderlich für die Gesundheit ist, habe ich beschlossen, glücklich zu sein.«

Voltaire

Die Reise der Heilung ist eine fortwährende Entdeckung, ein unendlicher Pfad, der sich vor uns entfaltet. In diesem Buch haben wir viele Türen geöffnet, zahlreiche Wege aufgezeigt und das Potenzial der Heilung in seinen verschiedensten Formen erkundet. Doch das Ende dieses Buches markiert lediglich den Anfang deiner persönlichen Reise.

Es liegt in deiner Hand, die Saat der Weisheit, die wir gemeinsam gesät haben, zu nähren, zu pflegen und wachsen zu lassen. Die Werkzeuge und Erkenntnisse, die du gewonnen hast, sind Leuchtfeuer auf deinem Weg – doch nur du kannst entscheiden, wie du sie nutzen wirst. Die Verantwortung für deine Gesundheit, dein Wohlbefinden und deine spirituelle Entfaltung liegt bei dir. Du besitzt die Macht, dein Leben nach deinen Vorstellungen zu formen, Hindernisse in Chancen zu verwandeln und aus jeder Erfahrung zu lernen.

Wir ermutigen dich, standhaft auf deinem Weg der Heilung zu bleiben, auch wenn Herausforderungen und Zweifel aufkommen mögen. Erinnere dich daran, dass jede Reise ihre Höhen und Tiefen hat, aber es ist der Mut, weiterzumachen, der zählt. Nimm dir Zeit für Reflexion und Selbstfürsorge und sei offen für die unendlichen Möglichkeiten, die das Universum für dich bereithält.

Deine Reise mag dich zu unerwarteten Orten führen, zu neuen Erkenntnissen über dich selbst und die Welt um dich herum. Lass dich von deiner inneren Weisheit leiten und vertraue darauf, dass du genau dort bist, wo du sein sollst. Die Heilung, nach der du suchst, befindet sich bereits in dir – sie wartet nur darauf, entdeckt zu werden und sich zu entfalten.

So wie die Sonne jeden Tag aufs Neue den Himmel erhellt, möge auch dein Weg der Heilung von stetigem Licht und Liebe begleitet sein. Mögest du Frieden finden in dem Wissen, dass du ein integraler Teil des Universums bist, verbunden mit allem, was existiert.

Wir verabschieden uns mit dem Gefühl von Dankbarkeit und tiefem Respekt vor deiner Bereitschaft, dich auf diese Reise zu begeben. Mögest du immer den Mut finden, deinem Herzen zu folgen, deine Träume zu leben und das unermessliche Potenzial deines Seins zu erkennen!

Die Heilung geht weiter – und du bist der Schlüssel zu deiner eigenen Transformation.

Falls du nach der Lektüre dieses Buches das Gefühl hast, dass du noch nicht alle Antworten gefunden hast, die du suchst, oder wenn du bereit bist, tiefer in die Arbeit an dir selbst einzusteigen:

Matthias Vette bietet ein persönliches Coaching an.

In unserer hektischen Welt ist es leicht, sich in den endlosen Anforderungen von Beruf, Karriere und Familie zu verlieren. Oft endet der Tag damit, dass wir erschöpft ins Bett fallen und uns fragen, ob wir wirklich zufrieden sind oder ob wir den Tag lediglich überstanden haben.

Das Coaching zielt darauf ab, dich aus diesem Teufelskreis zu befreien. Matthias nutzt bewährte Techniken aus der Mentalwissenschaft, Neurobiologie, Psychoneuroimmunologie und Epigenetik, um tiefliegende Muster und Glaubenssysteme zu identifizieren und aufzulösen, die dein Leben unbewusst steuern und dich davon abhalten, dein volles Potenzial zu entfalten. Indem du diese Blockaden löst, kannst du eine tiefere Verbindung mit dir selbst wiederherstellen und ein Leben führen, das nicht nur von außen gesteuert ist, sondern auch deinen innersten Überzeugungen und Wünschen entspricht.

Ein persönliches Coaching mit Matthias kann dir helfen, alte emotionale Wunden zu heilen und dein Herz wieder zu öffnen. Du lernst, Situationen nicht mehr als Belastung, sondern als Chance zur Entwicklung zu sehen. Das öffnet dir neue Wege zu innerer und äußerer Freiheit, aktiviert deine Selbstheilungskräfte und ermöglicht es dir, gestärkt und voller Lebensfreude dein Leben selbst zu gestalten.

Durch die individuelle Unterstützung wirst du nicht nur in der Lage sein, die besten Versionen deiner selbst zu leben, sondern auch Zugang zur Fülle des Lebens zu erhalten. Dies ist keine kurzfristige Lösung, sondern ein tiefgreifender Prozess, der dich befähigen wird, dauerhafte Veränderungen in deinem Leben herbeizuführen. Wenn du bereit bist, diesen Weg zu beschreiten, kann ein Coaching mit Matthias der entscheidende Schritt auf deiner Reise zu echter Selbstbestimmung und beständigem Glück sein.

www.matthiasvette.com

Anmerkungen

1 https://de.wikipedia.org/wiki/Spontanremission

Peggy Reynolds und George A Kaplan, »Social Connections and Risk for Cancer: Prospective Evidence from the Alameda County Study«, Behavioral Medicine 16, Nr. 3 (Herbst 1990): 101-10.

2 Lawrence LeShan, »Cancer Mortality Rate: Some Statistical Evidence of the Effect of Psychological Factors«, Archives of General Psychiatry 6, Nr. 5 (Mai 1962): 333-35.

Rainer Rugulies, »Depression as a Predictor for Coronary Heart Disease: A Review and Meta-Analysis«, American Journal of Preventive Medicine 23, Nr. 1 (Juli 2002): 51-61.

Redford B. Williams und Neil Schneiderman, »Resolved: Psychosocial Interventions Can Improve Clinical Outcomes in Organic Disease«, Psychosomatic Medicine 64, Nr. 4 (Juli/August 2002): 552-57.

Robert Anda et al., »Depressed Affect, Hopelessness, and the Risk of Ischemic Heart Disease in a Cohort of US Adults«, Epidemiology 4, Nr. 4 (Juli 1993): 285-9.

Anne Harrington, *The Placebo Effect: An Interdisciplinary Exploration* (Cambridge, MA: Harvard University Press, 1999), 60.

Bing-Jiun Shian et al., »Anxiety Characteristics Independent of Depression: Risk for Myocardial Infarction in Men«, Archives of Internal Medicine 158, Nr. 21 (23. November 1998): 2441-46.

Matthew Hotopf et al., »Depression and Anxiety in Patients Undergoing Herat Valve Surgery: Effect on Survival and Quality of Life at 1 Year«, Psychosomatic Medicine 60, Nr. 5 (September 1998): 113-19.

R.M. Gallagher und S. Cariati, »The Pain-Depression Conundrum: Bridging the Body and Mind«, Medscape Today Clinical Update, 2. Oktober 2002.

D.C. Turk, »Beyond the Symptoms: The Painful Manifestations of Depression« (paper presented at Pain and Depression: Navigating the Intersection of Body and Mind Symposium, San Diego, 20. August 2002).

Yoichi Chida und Andrew Steptoe, »Positive Psychological Well-Being and Mortality: A Quantitative Review of Prospective Observational Studies«, Psychosomatic Medicine 70, Nr. 7 (September 2008): 741-56.

Michael Lemonick, »The Biology of Joy«, Time, 9. Januar 2005.

Christopher Peterson, Martin E. Seligman und George E. Vaillant, »Pessimistic Explanatory Style is a Risk Factor for Physical Illness: A Thirty-Five-Year Longitudinal Study«, Journal of Personality and Social Psychology 55, Nr. 1 (Juli 1988): 23-27.

Lisa G. Aspinwall und Richard G. Tedeschi, »The Value of Positive Psychology for Health Psychology: Progress and Pitfalls in Examining the Relation of Positive Phenomena to Health«, Annals of Behavioral Medicine 39, Nr. 1 (Februar 2010): 4-15.

Erik J. Giltay et al., »Dispositional Optimism and All-Cause and Cardiovascular Mortality in a Prospective Cohort of Elderly Dutch Men and Women«, Archives of General Psychiatry 61, Nr. 11 (November 2004): 1126-35.

Sheldon Cohen et al., »Positive Emotional Style Predicts Resistance to Illness after Experimental Exposure to Rhinovirus or Influenza A Virus«, Psychosomatic Medicine 68, Nr. 6 (1. November 2006): 809-15.

Michael Lemonick, »The Biology of Joy«, Time, 9. Januar 2005.

Martin Seligman, *Learned Optimism: How to Change Your Mind and Your Life* (New York: Vintage Books, 1991).

Christopher Peterson und Mechele E. De Avila, »Optimistic Explanatory Style and the Perception of Health Problems«, Journal of Clinical Psychology 51, Nr. 1 (Januar 1995): 128-32.

Kimberly S. Kinder und Edward H. Allen, »Pessimistic Explanatory Style Predicts Back Pain in the Neonatal and the Mechanism that Explains Them?« Basic and Applied Social Psychology 27, Nr. 3 (September 2005): 239-48.

Katri Räikkönen et al., »Effects of Optimism, Pessimism, and Trait Anxiety on Ambulatory Blood Pressure and Mood During Everyday Life«, Journal of Personality and Social Psychology 76, Nr. 1 (Januar 1999): 104-13.

Yoichi Chida und Andrew Steptoe, »Positive Psychological Well-Being and Mortality: A Quantitative Review of Prospective Observational Studies«, Psychosomatic Medicine 70, Nr. 7 (September 2008): 741-56.

3 https://psychologie-des-gluecks.de/lexikon/nonnenstudie/#:~:text=Eine%20positive%2C%20optimistische%20Lebenseinstellung%20und,f%C3%BCr%20die%20Gesundheit%20im%20Alter

https://de.wikipedia.org/wiki/Nonnenstudie

Deborah D. Danner, David A. Snowdon und Wallace V. Friesen, »Positive Emotions in Early Life and Longevity: Findings from the Nun Study«, Journal of Personality and Social Psychology 80, Nr. 5 (Mai 2001): 804-13.

4 J.S. House, K.R. Landis und D. Umberson, »Social Relationships and Health«, Science 241, Nr. 4865 (29. Juli 1988): 540-45.

Lisa F. Berkman und S. Leonard Syme, »Social Networks, Host Resistance, and Mortality: A Nine-Year Follow-Up Study of Alameda County Residents«, American Journal of Epidemiology 109, Nr. 2 (1. Februar 1979): 186-204.

Peggy Reynolds und George A. Kaplan, »Social Connections and Risk for Cancer: Prospective Evidence from the Alameda County Study«, Behavioral Medicine 16, Nr. 3 (Herbst 1990): 101-10.

L.C. Giles et al., »Effect of Social Networks on 10 Year Survival in Very Old Australians: The Australian Longitudinal Study of Aging«, Journal of Epidemiological Community Health 59, Nr. 7 (Juli 2005): 574-79.

J.S. House, C. Robbins und H.L. Metzner, »The Association of Social Relationships and Activities with Mortality: Prospective Evidence from the Tecumseh Community Health Study«, American Journal of Epidemiology 116, Nr. 1 (Juli 1982): 123-40.

Candyce H. Kroenke et al., »Social Networks, Social Support, and Survival after Breast Cancer Diagnosis«, Journal of Clinical Oncology 24, Nr. 7 (1. März 2006): 1105-11.

5 https://www.brigitte.de/liebe/persoenlichkeit/dankbarkeitstagebuch--studien--beispiele-und-ideen-11714944.html

https://ci-a.at/2022/02/21/ci-nutzer-wissen-dankbarkeit-macht-gluecklich/

Sonja Lyubomirsky, Kennon M. Sheldon und David Schkade, »Pursuing Happiness: The Architecture of Sustainable Change«, Review of General Psychology 9, Nr. 2 (Juni 2005): 111-31.

6 Dan Seligman, »Why the Rich Live Longer«, Forbes.com, 7. Juni 2004, http://www.forbes.com/forbes/2004/0607/113_print.html [im Juli 2024 nicht mehr verfügbar].

Carol D. Ryff, »Happiness is Everything, or is it? Explorations on the Meaning of Psychological Well-Being«, Journal of Personality and Social Psychology 57, Nr. 6 (1989): 1069-81.

Marti Hand, »The Benefits of Integrating Creativity in Healthcare«, Creativity in Healthcare, eingesehen am 15. Mai 2012, http://creativityinhealthcare.com/the-benefits-of-integrating-creativity-in-healthcare

Gene D. Cohen et al., »The Impact of Professionally Conducted Cultural Programs on the Physical Health, Mental Health, and Social Functioning of Older Adults«, Gerontologist 46, Nr. 6 (2006): 726-34.

Daniel A. Monti et al., »A Randomized Controlled Trial of Mindfulness-Based Art Therapy (MBAT) for Women with Cancer«, Psychooncology 15, Nr. 5 (Mai 2006): 363-73.

Bonnie Gabriel et al., »Art Therapy with Adult Bone Marrow Transplant Patients in Isolation: A Pilot Study«, Psychooncology 10, Nr. 2 (März/April 2001): 114-23.

Joe Verghese et al., »Leisure Activities and the Risk of Dementia in the Elderly«, New England Journal of Medicine 348 (Juni 2003): 2508-16.

R.F. Cruz und D.L. Sabers, »Dance/Movement Therapy is More Effective than Previously Reported«, The Arts in Psychotherapy 25 (1998): 101-104.

7 https://www.cbs.mpg.de/selbststaendige-forschungsgruppen/social-stress-and-family-health

Laut WHO ist Stress die größte Gesundheitsgefahr des 21. Jahrhunderts. – Die Aussage, dass Stress ein Faktor bei über 75% der Arztbesuche ist, basiert auf Schätzungen und nicht auf einer spezifischen Studie der American Medical Association (AMA). Diese Schätzungen stammen aus verschiedenen Quellen und variieren in ihren Zahlenangaben. Zum Beispiel schätzt das American Institute of Stress, dass 75% bis 90% aller Arztbesuche durch stressbedingte Beschwerden verursacht werden (BlackDoctor.org).

8 https://jamanetwork.com/journals/jama/article-abstract/303530

Henry K. Beecher, »The Powerful Placebo«, Journal of the American Medical Association 159, Nr. 17 (24. Dezember 1955): 1602-6.

Margaret Talbot, »The Placebo Prescription«, New York Times Magazine, 9. Januar 2000.

Shirley S. Wang, »Why Placebos Work Wonders«, Wall Street Journal, 10. Januar 2012, http://online.wsj.com/article/SB10001424052970204720204577128873886471982.html

9 https://www.nejm.org/doi/full/10.1056/NEJMoa013259

J. Bruce Moseley et al., »A Controlled Trial of Arthroscopic Surgery for Osteoarthritis of the Knee«, New England Journal of Medicine 347 (11. Juli 2002): 81-88.

10 https://www.deutschlandfunk.de/nebenwirkungen-von-medikamenten-neue-studie-zum-nocebo-100.html

Stewart Wolf, »The Effects of Suggestion and Conditioning on the Action of Chemical Agents in Human Subjects: The Pharmacology of Placebos«, Journal of Clinical Investigation 29, Nr. 1 (Januar 1950): 100-109.

Judith A. Turner et al., »The Importance of Placebo Effects in Pain Treatment and Research«, Journal of the American Medical Association 271, Nr. 20 (25. Mai 1994): 1609-14.

Leonard A. Cobb et al., »An Evaluation of Internal-Mammary-Artery Ligation by a Double-Blind Technic«, New England Journal of Medicine 260, Nr. 22 (28. Mai 1959): 1115-18.

Brian Reid, »The Nocebo Effect: The Placebo Effect's Evil Twin«, Washington Post, 30. April 2002.

John Cloud, »The Flip Side of Placebos: The Nocebo Effect«, Time, 13. Oktober 2009, https://time.com/archive/6689823/the-flip-side-of-placebos-the-nocebo-effect/

11 Bernie S. Siegel, *Love, Medicine & Miracles* (New York: Harper & Row, 1986), 133.

12 https://www.sheldrake.org/research/morphic-resonance/introduction

13 http://www.psi-infos.de/Geistiges_Heilen/FORSCHUNG/PILOTSTUDIEN/15000_km-Experiment_Fernheilen/15000_km-experiment_fernheilen.html

14 http://www.psi-infos.de/Geistiges_Heilen/FORSCHUNG/PILOTSTUDIEN/Geistiges_Heilen_-_Fernheil-Te/geistiges_heilen_-_fernheil-test_1998_-_heilen_ohne_grenzen-.html

15 https://ci-a.at/2022/02/21/ci-nutzer-wissen-dankbarkeit-macht-gluecklich/

16 https://www.brigitte.de/liebe/persoenlichkeit/dankbarkeitstagebuch--studien--beispiele-und-ideen-11714944.html

Sonja Lyubomirsky, Kennon M. Sheldon und David Schkade, »Pursuing Happiness: The Architecture of Sustainable Change«, Review of General Psychology 9, Nr. 2 (Juni 2005): 111-31.

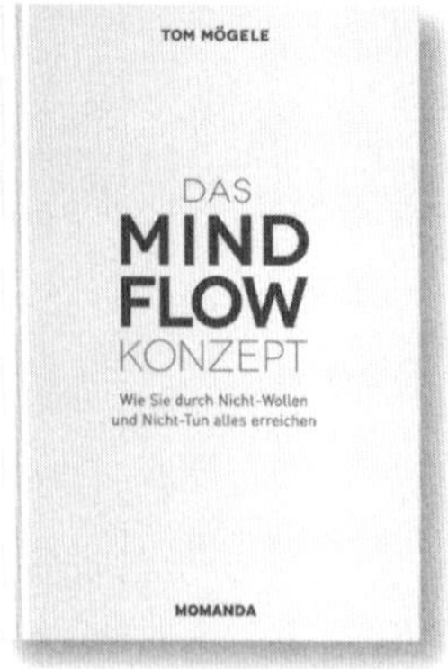

Tom Mögele

DAS MINDFLOW KONZEPT

Wie Sie durch Nicht-Wollen und Nicht-Tun alles erreichen

Hardcover, 192 Seiten

ISBN 978-3-95628-009-2

Tom Mögele, brillanter Redner & Coach mit über 25 Jahren Praxiserfahrung. Mit seinem MindFlow-Konzept hat er schon mit Tausenden von Menschen gearbeitet, von Top-Managern bis hin zu spirituellen Größen. Er lehrt einfache Techniken und vermittelt alte Lehren, die den Menschen davor schützen, wertvolle Lebensenergie wegen Stress zu verlieren. Kompakt und für jeden schnell und einfach im Alltag integrierbar.

- **Revolutionärer Lebenswandel:** Erfahren Sie, wie Nicht-Wollen und Nicht-Tun zum ultimativen Schlüssel für Erfolg und Erfüllung werden.
- **G4-Bewusstsein entdecken:** Tauchen Sie ein in das G4-Bewusstsein – ein Zustand, in dem Sie lernen, die Fülle des Lebens mühelos zu empfangen.

Die zentrale Frage ist nicht, welche Ziele Sie sich setzen und was Sie erreichen können, sondern was Sie bereit sind, anzunehmen und in Ihr Leben zu lassen. MindFlow, von Tom Mögele über Jahre erforscht, nutzt das G4-Bewusstsein, um durch Akzeptanz und Loslassen innere Energiequellen zu entdecken. Dadurch überwindet man Stress, Blockaden und Ängste. Das Buch bietet praktische Übungen und klare Erklärungen für tiefere Selbstkenntnis und zeigt, wie man durch weniger mentale Anstrengung zu wahrer Gelassenheit und erstaunlichen Leistungen gelangt.

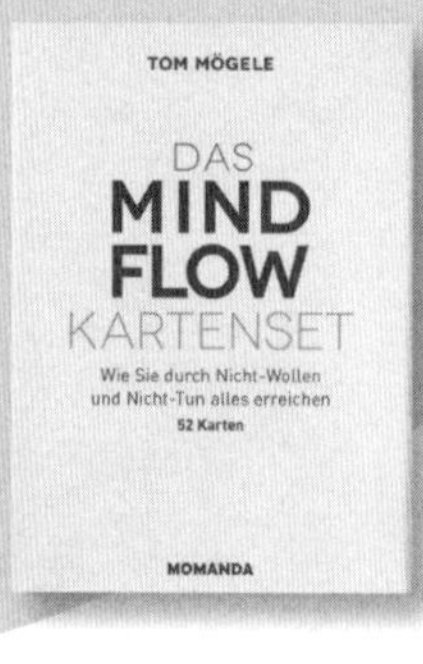

Tom Mögele

DAS MINDFLOW-KARTENSET

Die Botschaften von MindFlow

52 Karten

ISBN 978-3-95628-036-8

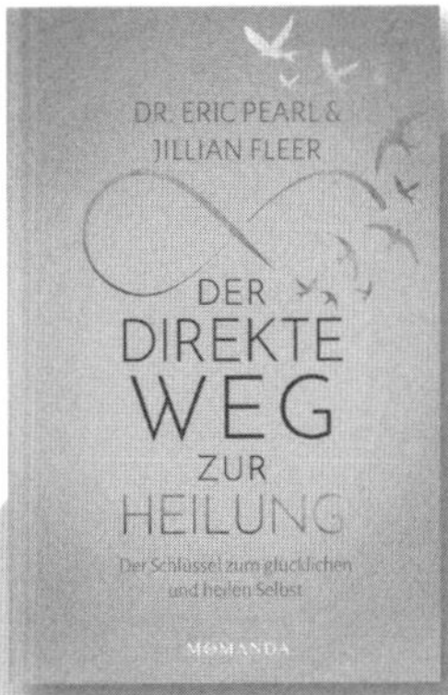

Dr. Eric Pearl & Jillian Fleer

DER DIREKTE WEG ZUR HEILUNG

Der Schlüssel zum glücklichen und heilen Selbst

Hardcover, 224 Seiten
ISBN 978-3-95628-064-1

Dr. Eric Pearl verwandelte seine Karriere vom Chiropraktiker zum Pionier des »Reconnective Healing«, als er eine außergewöhnliche Heilkraft in seinen Händen bemerkte. Diese Entdeckung führte ihn dazu, die Prinzipien hinter diesen Phänomenen zu erforschen, wobei er Menschen weltweit beibrachte, mit den Frequenzen von Energie, Licht und Information zu arbeiten. Gemeinsam mit **Jillian Fleer** entwickelte er ein weltumspannendes Bildungsprogramm, das durch Live-Events, Online-Kurse und vielsprachige Trainingsprogramme Zugang zu dieser Methode bietet. Sein Buch »The Reconnection: Heile andere, heile dich selbst« hat Leser in 40 Sprachen erreicht. Medial bekannt durch TV-Auftritte sowie durch Vorträge bei den Vereinten Nationen und im Madison Square Garden, hat das Autorenduo einen tiefgreifenden Einfluss auf das Leben von Millionen ausgeübt.

- **Transformation durch Frequenzen:** Veranschaulicht, wie Frequenzen von Energie, Licht und Information tiefgreifende Veränderungen ermöglichen.
- **Grenzen überwinden:** Zeigt auf, wie man über die Grenzen des physischen Körpers hinauswachsen und Ganzheit erreichen kann.

Tauche ein in die Essenz deines Seins und entdecke die Fülle des Lebens, die dir zuteil wird, wenn du dich mit ihr verbindest. Dieses Buch führt dich zum Kern deiner Existenz und löst die Illusion des »Andersseins« auf. Die »Reconnective Healing«-Methode führt dich zurück zum Gleichgewicht von Energie, Licht und Information. Gewinne neue Einsichten und ein vertieftes Verständnis für dein göttliches Potenzial. Ein Wegweiser für dein spirituelles Erwachen.

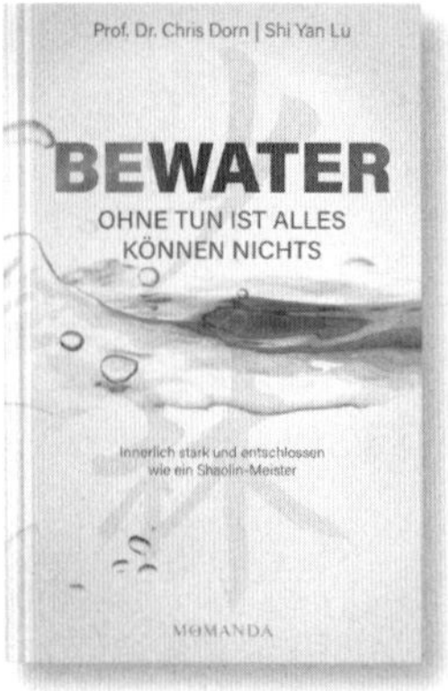

Prof. Dr. Chris Dorn & Shi Yan Lu

BEWATER

Ohne Tun ist alles Können nichts – Innerlich stark und entschlossen wie ein Shaolin-Meister

Hardcover, 416 Seiten
ISBN 978-3-95628-058-0

Shi Yan Lu, Shaolin-Meister und Leiter des Shaolin Tempel Bodensee, beherrscht das Shaolin-Kung-Fu perfekt und ist zertifizierter Ernährungsberater. Er schreibt Bücher, hält Vorträge und ist in Fernsehshows und Reportagen zu sehen. Neben dem Tempel betreibt er eine Schule in Schorndorf.

Prof. Dr. Chris Dorn, Mitbegründer des Tempels, war Experte für (Neuro-) Psychologie und Sozialwissenschaften mit mehr als 20 Jahren Erfahrung. Seine Fähigkeiten umfassten buddhistische Psychologie, mentales Training, Stress-Coaching und buddhistische Meditation. Dank der Hilfe von Meister Shi Yan Lu konnte er seinen Rollstuhl verlassen und wieder Dinge tun, die die meisten Menschen nicht oder noch nie tun konnten.

- Erlebe die transformative Kraft **uralter Shaolin-Prinzipien** für innere Stärke.
- Orientierung für mehr **Handhabbarkeit, Verstehbarkeit und Sinnhaftigkeit** in einer immer komplexer werdenden Welt.

Bist du nur noch ein Produkt der Erwartungen anderer? »BEWATER« lässt dich frei, authentisch und du selbst sein. Verabschiede dich von den vermeintlichen Erwartungen und mach deine Bedürfnisse zu deinem Maßstab. Lerne aus der leidvollen Erfahrung des einstigen Patienten Chris Dorn, nutze das über 25 Jahre gesammelte Wissen des Professors und das achtsame Erleben des Shaolin. Lerne deinen Geist zu beruhigen, deinen Körper zu stärken und deinen Atem zu kontrollieren. »BEWATER« wird dich lehren, mit Leichtigkeit Herausforderungen zu meistern und sogar an ihnen zu wachsen.

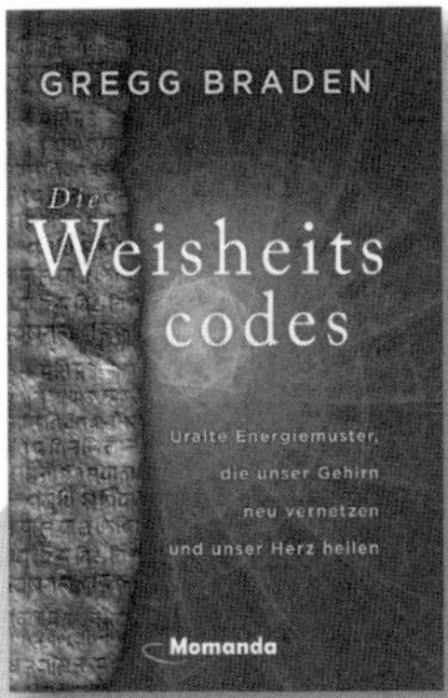

Gregg Braden

DIE WEISHEITSCODES

Uralte Energiemuster, die unser Gehirn neu vernetzen und unser Herz heilen

Hardcover, 256 Seiten

ISBN 978-3-95628-041-2

Gregg Braden vereint als gefeierter Autor fünf »New York Times«-Bestseller und zahlreiche internationale Auszeichnungen. Seine Karriere startete er als Krisenlöser für Fortune-500-Unternehmen, und er trug während des Kalten Kriegs zu wichtigen Verteidigungsprojekten bei. Heute gilt er als Pionier, der Wissenschaft und alte Weisheiten verbindet, um zeitgemäße Lösungen anzubieten.
Braden teilt sein Wissen weltweit, wurde mehrfach für seinen spirituellen Einfluss geehrt und als visionärer Denker von renommierten Organisationen anerkannt. Seine Arbeit fördert ein tieferes Verständnis des menschlichen Potenzials und inspiriert zu einem erweiterten Bewusstsein für unsere gemeinsame Zukunft.

- **Von alten Texten zu neuem Wachstum:** Gregg Braden zeigt, wie wir die Macht der Worte für uns nutzen.
- **Praktische Transformation:** Gregg Braden verbindet uralte spirituelle Weisheiten mit Anleitungen für die alltägliche Anwendung.

Entdecken Sie die verborgenen Schlüssel zu Ihrem wahren Potenzial! Gregg Braden enthüllt in »Die Weisheitscodes« die geheimen Wege zur inneren Weisheit und persönlichen Transformation. Tauchen Sie ein in eine fesselnde Reise durch die zeitlosen Lehren der Weisheitstraditionen und erleben Sie, wie Sie Ihr Leben neu gestalten können. Mit klaren Einsichten und praktischen Übungen werden Sie auf einen inspirierenden Pfad der Selbstentdeckung und spirituellen Erkenntnis geführt. Ein Buch, das Ihr Leben verändern wird!

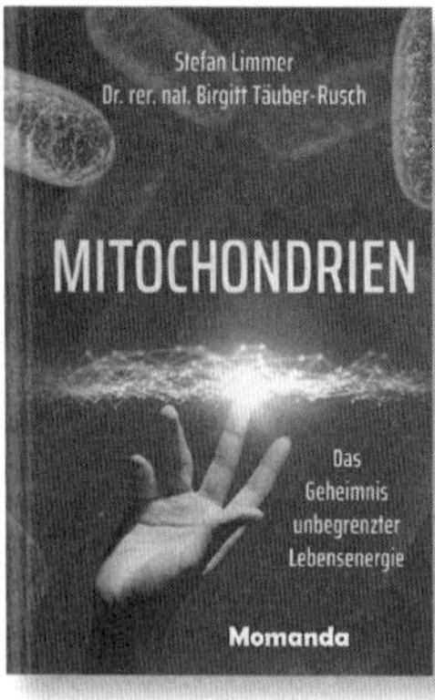

Stefan Limmer & Dr. rer. nat. Birgitt Täuber-Rusch

MITOCHONDRIEN

Das Geheimnis unbegrenzter Lebensenergie

Hardcover, 256 Seiten, ISBN 978-3-95628-033-7

Energie ist essenziell für das Leben des Menschen. Doch was ist Lebensenergie und wie wird sie produziert und aufrechterhalten? In ihrem Grundlagenwerk beleuchten die Autoren die Rolle der Mitochondrien als Quelle unbegrenzter Energie. Mit wissenschaftlicher Tiefe und praktischen Anleitungen erklären sie komplexe biologische Prozesse und geben Tipps für eine gesunde Lebensweise. Erfahren Sie die Zusammenhänge zwischen Lebensenergie, Wohlbefinden, Energielosigkeit und Krankheiten. Entdecken Sie Lösungen und bewährte Diagnose- sowie Therapiemöglichkeiten, um Ihre Lebenskraft nachhaltig zu aktivieren, zu optimieren und zu steuern.

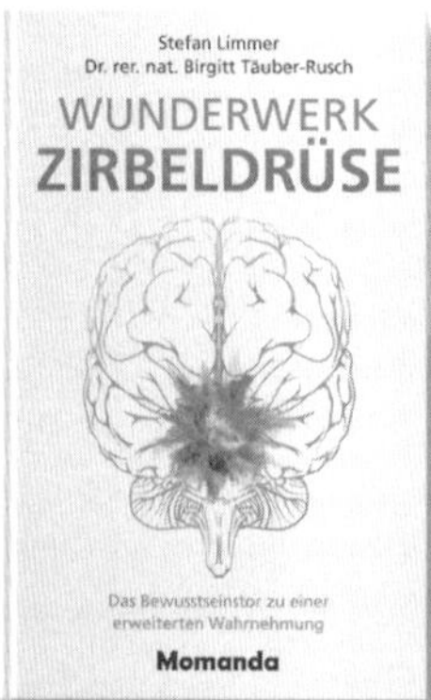

Stefan Limmer & Dr. rer. nat. Birgitt Täuber-Rusch

WUNDERWERK ZIRBELDRÜSE

Das Bewusstseinstor zu einer erweiterten Wahrnehmung

Hardcover, 240 Seiten, ISBN 978-3-95628-017-7

In einer gelungenen Symbiose werden hier die geschichtlichen, wissenschaftlichen und spirituellen Aspekte der Zirbeldrüse sowie die Gefahren ihrer Funktionseinschränkung präsentiert. Außerdem eine wahre Schatzkiste an erprobten Maßnahmen, die das blockierte Organ entkalken, entgiften und neu aktivieren, um unsere Lebensqualität und unsere spirituelle Entwicklung auf eine neue Ebene zu bringen.

Dr. rer. nat. Birgitt Täuber-Rusch und **Stefan Limmer** vereinen in ihrer Arbeit die Faszination für die Komplexität des menschlichen Bewusstseins und den Einfluss von Körper, Geist und Seele auf unser Wohlbefinden. Birgitt, mit einem Doktortitel in Biologie und einer Ausbildung als Kinderyogalehrerin und Heilpraktikerin, verknüpft wissenschaftliches Wissen mit spirituellen Praktiken wie Yoga und Schamanismus. Stefan, ein erfahrener Baubiologe und Heilpraktiker, erforscht seit über 20 Jahren schamanische Trancetechniken und die Wechselwirkungen zwischen unserer Umwelt und unserer Gesundheit. Gemeinsam bieten sie einen multidisziplinären Ansatz, der naturheilkundliche Heilmethoden mit tiefem Verständnis für die menschliche Natur verbindet.